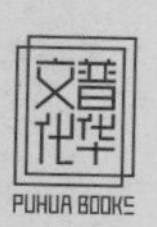

我们一起解决问题

创伤与解离

创伤如何使我们成为另一个人

Treating Complex Trauma and Dissociation

A Practical Guide to Navigating Therapeutic Challenges

[美]利奈特 · S.丹尼恰克（Lynette S.Danylchuk）
[美]凯文 · J.康纳斯（Kevin J.Connors）
◎著

金舒◎译

人 民 邮 电 出 版 社
北 京

图书在版编目（CIP）数据

创伤与解离 ：创伤如何使我们成为另一个人 /（美）利奈特·S.丹尼恰克（Lynette S. Danylchuk），（美）凯文·J.康纳斯（Kevin J. Connors）著 ；金舒译. -- 北京 ：人民邮电出版社，2023.1
ISBN 978-7-115-60108-7

Ⅰ. ①创… Ⅱ. ①利… ②凯… ③金… Ⅲ. ①创伤－心理应激－精神障碍－治疗 Ⅳ. ①R641.05②R749.05

中国版本图书馆CIP数据核字(2022)第177505号

内容提要

创伤是超越人的承受能力的痛苦。反复出现的、长期的创伤刺激会形成复杂性创伤。解离是人在创伤的刺激下形成的“铠甲”。

本书从心智模型、大脑的神经生物学变化等方面深刻展现了经历复杂性人际创伤的人的困境，介绍了他们在情感、记忆方面的变化，以及他们在人际关系方面出现的困难，厘清了创伤与人格发展之间的复杂关系。作者将他们丰富的临床经验提炼成了一种实用的治疗思路，提出了创伤治疗的三个阶段，并针对治疗师在实践中可能遇到的挑战提供了有针对性的解决方法。

本书细腻、温暖又不失深刻，可读性极强。对于治疗师来说，这是一本实用的治疗指南。对普通读者来说，这是一次温暖的治愈之旅。

本书适合创伤治疗师和曾经历创伤的大众读者。

◆ 著 ［美］利奈特·S.丹尼恰克（Lynette S.Danylchuk）
［美］凯文·J.康纳斯（Kevin J.Connors）
译 金 舒
责任编辑 黄海娜
责任印制 彭志环

◆ 人民邮电出版社出版发行 北京市丰台区成寿寺路 11 号
邮编 100164 电子邮件 315@ptpress.com.cn
网址 https://www.ptpress.com.cn
固安县铭成印刷有限公司印刷

◆ 开本：880×1230 1/32
印张：11 2023 年 1 月第 1 版
字数：170 千字 2025 年 1 月河北第 12 次印刷

著作权合同登记号 图字：01-2022-2551 号

定 价：69.80 元

读者服务热线：（010）81055656 印装质量热线：（010）81055316

反盗版热线：（010）81055315

广告经营许可证：京东市监广登字20170147号

一个在应对环境方面有异常困难的人在挣扎着，尘土飞扬。我曾使用过这样一个形象：一条被鱼钩钩住的鱼。在其他不了解这种情况的鱼看来，它旋转的样子一定很奇特；但它激起的水花并不是它的痛苦，而是它摆脱痛苦的努力，每个渔民都知道，这种努力很可能会成功。

——**卡尔·A. 梅宁格**（Karl A. Menninger），1945

目录
Contents

第2部分 走出创伤

第3部分 治疗室中的复杂因素：他们远比你了解的复杂

第 4 部分 创伤治疗师

引　言

每一个临床工作者都至少会遇到一个这样的来访者，他的生活非常混乱——频繁的电话、持续的危机、不断的自残行为、反复的自杀威胁使治疗举步维艰。他有可能被贴上有问题、不配合、有操纵性的标签，或者更恶劣的标签。他带着令人困惑的诊断史，如抑郁症、广泛性焦虑障碍、边缘型人格障碍、分裂情感性障碍、进食障碍，以及多种成瘾问题。面对如此复杂的情绪和行为问题，人们找不到简单的解决方案，只能感受到内在的精神旋涡、压倒性的情绪和扭曲的信念制造出的内部风暴和外部痛苦。困难的治疗经常被归咎于“难搞”的来访者，这个标签拉远了治疗师和来访者之间的距离，使治疗变得更加困难。那些“难搞”的来访者几乎都是最艰难经历的幸存者。他们生存了下来，但也付出了代价。

本书整合了复杂性创伤后应激障碍、依恋理论、解离性防御，以及经常被忽视但同样重要的权力、控制和羞耻感等议题。对这些复杂元素之间的相互作用的共情性同频使治疗师能够制定有效、细致入微的治疗计划。来访者的反应被重新看待，治疗师不再把他们视为具有对抗性或操纵性，转而开始理解他们防御的本质，看到他们曾经遭受虐待的历史和疗愈的方向。

这是一本实用的书，本书侧重的技巧、方法，以及视角能够帮助治疗师与幸存者建立关系，能够协助幸存者走出治疗僵局和行动宣泄[①]。

我们也会处理治疗师的常见反应，尤其是治疗师在感到迷茫、沮丧和困惑时的反应。

治疗师的工作是具有挑战性的。他需要通过探索治疗关系表达的内容来识别人们的创伤，从而推动治疗工作；他需要带着共情参与，同时敏锐地觉察人们内在的动态变化和移情；他需要在语言无法触及的维度上与人们沟通；他需要引领人们用新的思维和视角感知世界。

---

① “行动宣泄”是一种心理防御机制，指人们通过冲动性行为来将潜意识中的欲望表达出来。——译者注

Part 1

第 1 部分

理解创伤：
复杂性创伤和解离

第 1 章
Chapter

复杂性人际创伤的意义和影响

他们来寻求帮助时显得焦虑、痛苦、愤怒，或者只是看起来还好。你的心向他们敞开，你知道你会尽一切努力来帮助他们。然而，要帮助他们并不是那么容易。这个人的情况远远不止你在第一次与其见面时，或者在随后几次的会面中就能看到的。

创伤层层叠加，形成了一种负担，它使人难以生活、难以工作、难以信任他人。建立在信任和情感性亲密对话基础上的治疗会在不信任的泥沼中受阻，治疗关系的每一处结构都在经受挑战。尽管如此，仍有一种生命和希望的火花支持着人们寻求更好的东西，努力治愈自己。

为了帮助遭受创伤的人疗伤，临床工作者需要了解创伤和前来寻求帮助的人的情况。这听起来是显而易见的，但治疗师在一开始对来访者的历史一无所知的情况并不少见。人们渐渐开始好奇这个人到底经历了什么，而不是立即判断这个人出了什么问题。创伤知情照顾（trauma-informed care）正在被逐步推广，这对于营造尊重来访者的环境非常有益。在这样的环境里，一个人的行为被认为反映了这个人的创伤历史，而不再被视为反映了任何一种有缺陷的个性。观念的这一转变是创伤治疗领域的一股清流，来访者和助人者都能感受到它带来的变化。

行为无法定义一个人。然而，行为经常可以反映一个人无法言说的感受。当语言变得苍白、无力，或者意味着不安全的境况时，人们的行为会告诉我们，他们在与什么样的困难搏斗，正背负着什么样的重担。

每个人都有自己独特的背景，包括家庭、生活环境和文化。为了生存，人们会自然而然地适应出生的环境。如果它是一个良好的环境，健康且安全，那么这个人就可以把精力放在成长和自我实现上。如果情况很糟糕，那么这个人就需要适应，需要为生存消耗能量，需要发展应对机制，并因此部分或完全地错过发展的重要阶段。要熬过创伤经历，一个人需要付出太多的时间和精力去处理创伤，而这些时间和精力原本可以被用在生活的其他方面。这意味着遭受创伤的人几乎没有时间去玩耍，去发展基于信任的社会技能，去自由地探索世界。

在治疗中，行为问题会浮现出来，这不可避免。因为这个人曾经历创伤，如果这种创伤持续了很长一段时间，这个人就没有机会去学习健康的情绪调节方式和社交方式。他们的模式和防御非常强大，因为他们需要变得强大。改变这些模式是有可能的，但很困难。这就像人们需要重建一栋房子的地基，而与此同时他们仍然得住在房子里。

很多时候，来访者的行为模式会给他们贴上负面的标签，而治疗的重点成了通过控制表面症状来调节他们的行为。鉴于他们的行为可能是混乱或危险的，上述做法是可以理解的，而且他们也欢迎这些控制症状的尝试。然而，一旦症状管理成了治疗的全部内容，真正的疗愈就无从发生。有身份认同问题的人通常会接受这些标签，这些标签就这样伴随着他们，他们很难甩掉。

例如，一位来访者带着强迫症的诊断结果前来求助。她得到这个标签是因为她有睡前反复检查门窗是否上锁的行为。没有人问过她的生活史。如果有人问过，他们就会发现她曾在家里被人绑架。她的强迫行为并不是由强迫症驱动的，驱动这种行为的显然是创伤和想保持安全的渴望。

另外一位来访者有一部治疗失败史，她的病历足足装满了 3 个 7 厘米厚的活页夹，上面记录着她在各种各样的团体治疗中的挣扎。这样的案例很典型，她有多重诊断，包括重性抑郁障碍、双相情感障碍、分裂情感性障碍、对立违抗性障碍。没有人费心询问过她的个人史，没有人探索过她在进入治疗前，在重要关系中经历的冲突和背叛。

她的解离性防御使治疗关系变得复杂：解离性失忆、人格解体、现实感丧失、解离性恍惚状态都是她在应对强烈情绪和冲突的标志。在面对团体讨论中具有触发性的内容时，她变得退缩，她的回应变得越来越少。团体治疗师在团体治疗结束时要求她离开，对她“公然无视团体设置”的行为感到愤怒。治疗师认为她是一个不愿意接受团体规则的有问题的来访者。她则认为治疗师是一系列对她感到失望和愤怒的权威形象中的一个。更糟糕的是，这些不正常的互动再次向她证明，她是一个失败者。

行为不是从真空中产生的。它们几乎总是代表一个人应对周遭环境的尝试。比如，如果人们在要求得到想要或需要的东西时会遭遇剥夺或虐待，人们将学会操纵。在了解到直截了当的方式会导致失败后，人们将学会使用间接的手段。另一个例子是激化冲突、制造危机的倾向——人们在了解到摆脱危机的唯一途径是经历危机之后，可能会为了结束危机而推动危机。在很多局外人看来，这会适得其反，但在他们的生活背景下这非常合理。询问来访者的历史以及他在家庭、学校和其他地方的经历有助于治疗师理解这样的行为是如何在过去帮助这个人的。

如果来访者曾遭遇严重的创伤或在很长的一段时间内经历持续的伤害，治疗师在询问他的历史时可能不会立即得到很有用的信息。来访者可能不记得了，也可能无法分享他记住的内容。这并不意味着他们产生了“阻抗”，而意味着来访者的防御正在保护他们免受压倒性情绪的影响。这也并不意味着他们将不会信任治疗师。在来访者和治疗师之间建立起信任之前，来访者没有理由信任治疗师。由于背叛是创伤幸存者的常见经历，这种信任可能需要很长时间才能被建立起来。

经历过多次创伤的人会出现各种解离问题，这并不罕见。解离可以被视为一种处理过于强烈的情感的“电路断路器”，也有可能演变成一种存在于这个世界上的方式，有时两者兼而有之。在与幸存者工作的过程中，治疗师可能会看到相互矛盾、令人困惑的行为模式——他们有可能从愤怒、羞耻转变为恐惧、木僵，从博学、机智转变为木讷、愚钝，变得似乎只能理解最具体的语言。他们可能呈现出多种症状，包括进食障碍、物质滥用、家庭暴力和自残行为。在以上所有情况中都可能存在有待处理的解离因素。

当我们提到解离时，人们可能只会想到最极端的形式，即解离性身份障碍。治疗师很容易认为这是很罕见的，因此错过来访者表现出的解离迹象和较温和的解离形式。

当临床工作者全面地了解基于创伤的病症和解离性防御时，治疗效果将变得更好，更多的来访者会因此受益。

人们对创伤影响的认识由来已久。早在1916年，弗洛伊德是这样描述精神创伤的：

“如果在短暂的时间内，某种经验使心灵受到高强度的刺激，导致其不能用正常的方法适应，进而使能量的运行受到永久性的干扰，我们便称这种经验为创伤。”

创伤后应激障碍和复杂性创伤后应激障碍

当创伤超出了人的“容纳之窗”

单次创伤就可以对一个孩子或成年人产生破坏性影响。然而，单次创伤是“有始有终”的。人们可以识别“创伤前”和“创伤后”。急性应激障碍（Acute Stress Disorder）的症状是一个人遭遇创伤后非常正常的反应。但是，如果症状持续超过一个月，这个人则被认为患上了创伤后应激障碍（Post-traumatic Stress Disorder，PTSD）。

在创伤后应激障碍中，幸存者的现象学表征显示，他们会在两种极端状态之间来回切换，即以过度警觉、易怒、烦躁的表现和惊吓反应为特征的高度唤起状态和以情感迟钝、社交回避和抑制行为为特征的退缩、麻木状态。这些交替出现的防御行为通常会因侵入性的“闪回”或带来强烈刺激的入侵情节而加剧。在这样的状态下，记忆中的认知、情绪和感官体验被调动，冲击着当下的现实感，人们无法安住在此时此地。创伤后应激障碍涉及神经层面、内分泌层面和心理层面的各个因素。它们共同给人们的日常生活、人际关系和自我感等方面带来了他们无法控制又难以忍受的影响。

随着创伤的累积，其影响也变得更为复杂。创伤“以前”的自我感消失了。想一想如果创伤持续多年，会发生什么。想一想如果虐待发生在孩子最脆弱的时候，发生在他刚刚进入心理发展的关键时期的时候，会发生什么。想一想如果施虐者是来访者当时关系最密切、最亲近的人，会发生什么。

这会如何影响一个孩子刚刚萌发的自我感？这会如何影响孩子对人际关系的本质和意义的认识？孩子将如何了解一段双方可以坦诚相待、展现脆弱、相互信任的关系的重要意义呢？孩子将需要什么样的内在防御来应对这令人不知所措的感觉呢？

由此产生的不和谐的情绪、强烈且无节制的情绪反应、操纵性的行为，加上无处不在的不信任感、羞耻感和无力感是复杂性创伤幸存者的典型表现。

一连串的创伤事件会导致复杂性创伤，但是发生在不利环境中的单次创伤事件也可能引发复杂性创伤。不利环境可能意味着不充分的依恋、不安全的环境（如充满危险的社区或战争）、在重大创伤发生前已经存在的相对较轻的虐待。在这些情况下，这个人在情感上已经处于摇摇欲坠的状态，这时一个创伤事件可能就远远超出了他的承受能力，会导致他崩溃。

人们在遭遇创伤时究竟会经历什么？弗洛伊德描述的“高强度的刺激”可以被理解为丹尼尔·西格尔（Daniel Siegel）所说的人的“容纳窗口”（Window of Tolerance）之外的东西，即超出了一个人的情绪调节能力和忍受能力的刺激（Siegel，2001）。这时，一个人会出现“过度唤起”（hyperaroused）——体验到难以忍受的强烈情绪，或者“唤起不足”（hypoaroused）——感到非常抑郁，体验不到情绪。容纳窗口代表了一个人可以忍受的亢奋程度，即最高水平在哪里，最低水平又在哪里。如果刺激处于窗口之内，人会感到自己有能力回应、有掌控感。人们通常了解自己的极限，并且会尽可能地让自己保持在这个窗口之内（见图 1.1）。

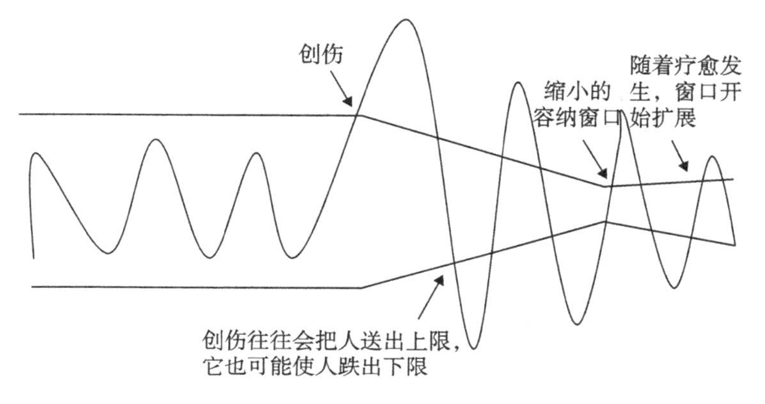

图 1.1　容纳窗口

创伤要么会把人送出“容纳窗口”的上限，使人体验到强烈的情绪和失控感，要么会把人送出“容纳窗口”的下限——随着亢奋程度的降低，人会变得死气沉沉，缺乏情绪体验。一般来说，遭受创伤的人会在两极之间摆荡，从过度唤起到唤起不足，经历起起伏伏。最终，随着时间的推移，人会慢慢平复下来。在遭遇创伤之初，个体会变得越来越难以忍受新的刺激。这个人已经不堪重负，他无力再负载和处理新的信息。这时，那些普通的挫折和困难都会被体验为危机，他无法用平常的方式应对。随着人慢慢恢复，情绪的波浪会消退。如果人恢复得好，那么他对情绪的容纳力将提升。创伤后成长是有可能的，这意味着个体将有能力忍受强度过高或过低的情绪，并保持清醒、活在当下。如果创伤没有得到疗愈，容纳窗口将依旧狭窄，个体在创伤后无法处理强烈的情绪。

发展性创伤

遭遇创伤的儿童会经历什么

“能量的运行方式受到永久性的干扰”（Freud，1916）是另外一种描述发展性创伤的方式。创伤的压倒性能量和在恶劣环境中生存的需求干扰了儿童正常的发展过程。

创伤会影响同化和顺应（Piaget，1952）。同化和顺应是认知行为发展领域的概念。让·皮亚杰（Jean Piaget）曾描述过婴儿和孩童如何从刚出生时只有先天反射的状态发展到能做出有意图的行为的状态。当一切顺利时，孩子会从简单的本能性、随机性体验进入有序的、以满足需求为目的的行为模式。

皮亚杰关于儿童认知发展的理论的一个关键要素是儿童理解和掌握其周围世界的努力。孩子发展中的理解能力可以表现为一系列越来越复杂的规则、操作和模式。

同化是指将新信息、新行为和新理解整合到现有的想法、行为和应对策略中，同时强化当前的认知模式。例如，小凯文学会了通过扭动旋钮来打开他卧室的门。他通过门框的轮廓和圆形旋钮的位置来识别门。后来他去朋友利奈特家玩，他被告知利奈特在她的房间里，他得去那里找她。利奈特卧室的门和他家的门很相似，都有一样的轮廓、一样的开合方式，但门把手不是圆形旋钮，而是手柄。经过片刻的思考，小凯文试着像扭动圆形把手那样扭动手柄。他成功了！门被打开了。他适应了门把手的差异，并且吸收了新信息——门是可以通过圆形旋钮或手柄被打开的。

顺应是指被吸收的新信息足够不同，导致现有认知模式发生了转变。当小凯文再去利奈特家玩时，他被告知利奈特在后院。然而，他现在面对的是一扇玻璃推拉门，这可与凯文认知模式中的门一点都不像，它没有外框，没有门轴，也没有圆形的把手或手柄。他呆呆地站着，不知所措。

我们可以设想一下，凯文的母亲捕捉到了他的困惑，前来示范如何打开玻璃推拉门。带着一种发现新大陆似的惊奇感和敬畏感，他开始玩这扇门，一遍又一遍地打开又关上它，然后才心满意足地加入他的朋友。他有关门是什么和如何使用的概念在一个全新的、不同的方向上得到了发展。再一次，他有了一种日益增强的掌控感。

当认知理解和成长达到足够的水平时，儿童会进入下一个阶段，学习如何组织这个世界、处理各种关系。儿童在成功地驾驭这个复杂过程后，会萌发出能带来掌控感和适应性的自我感。孩子会成为寻找意义、试图理解世界的积极参与者。家长和其他成年照料者在鼓励和协助孩子寻找意义的过程中起着关键作用。

在上述例子中，还出现了其他重要的发展动力。首先，当我们的主人公成功地用手柄打开门或学会操作滑动的玻璃门时，小凯文发展中的掌控感和自主性增强了（Erikson，1959）。他的自我在朝着积极的、整合的方向发展。

第二个发展动力表现在小凯文和他妈妈的关系质量上。我们假设她是一个“足够好的照料者”，她通过同理心来辨别他的痛苦，并给予他足够的支持，为他提供信息和鼓励，帮助他掌握打开推拉门的方法。然而，如果她在这个角色中失败了呢？想象一下，她和利奈特的父母把孩子的游戏日作为自己偷闲喝酒的借口。她被失望得流泪的小凯文打断了，她感到生气、沮丧，朝小凯文大喊大叫，还打了他一巴掌。小凯文不仅错失了学习使用推拉门的机会，还被巨大的羞耻感淹没了。学习过程（同化、顺应和平衡）中的崩溃引起了自我感发展过程的冲突和混乱。

当羞耻感、受伤、困惑和（或）冲突变得过多且无法得到调节时，自我感就无法整合成一个全面的整体。这时人就会通过区隔化来分割无法管理、相互冲突的认知模式，这就涉及解离。

随着孩子的成长，这些认知地图也在不断发展。吸收新信息的数量和速度之间存在一种均衡状态。皮亚杰把这个过程称为“平衡”。当有太多的东西向孩子袭来时，他没有足够的时间去吸收、同化新的内容，平衡也就无法实现。阻断或解离就会不受控制地发生，这是人在无法接收太多的情感信息时的必然反应。

孩子们通过与父母的互动，潜移默化地学会了识别和管理自己的情绪。当家长心理健康时，其对孩子的影响不言而喻——孩子的情绪会自然地被看到、被正确地识别；父母继续陪伴孩子，引导他们以平衡的方式度过强烈的情绪，以身作则地教导孩子情绪可以通过语言被表达出来，然后在被听到、被处理后平复下来，回到稳定状态。下面是一个真实的故事，是我在一个非常忙碌的日子里外出购物时观察到的。

商场里的妈妈

圣诞节前夕，一位母亲从一个大型购物中心走出来，前往停车场。她推着婴儿车，婴儿车上堆满了不同商店的包裹和袋子，车内躺着一个宝宝，这位母亲手里还牵着一个三四岁的小男孩。

这个男孩尖叫着大哭：“我想要那个红火箭队长的玩具！”母亲平静地跟他讲，圣诞节马上要到了，也许圣诞老人会给他带来这个玩具。小男孩什么都不听，继续哭闹着要玩具。当眼泪和恳求不管用时，他沮丧地尖叫着，带着小孩能聚集的所有愤怒大喊："我恨你！"

他母亲温柔地回应："我知道你很失望，但等一下，圣诞老人会给你带来玩具的。"他依旧不管不顾，继续发怒。母亲持续且坚定地、耐心地回应他每一次愤怒的炮火，并把他的脾气命名为失望。

见他的愤怒并未给他带来任何好处，这个小男孩开始放大招了："我不爱你！我只爱爸爸！"

母亲一时间有些不知所措，之后她说："我很高兴你爱爸爸。"

男孩还不准备放弃，他换了个策略说："我不要牵你的手。"

随着他们走进拥挤的停车场，母亲说，为了安全起见，他必须牵着她的手。然后她说，他可以选择握住她的另一只手。他终于可以对局面行使一些支配和控制的权力了，他选择握住妈妈的另一只手。她小心翼翼地把他从身后绕到她的另一边。男孩牵住了妈妈伸出的手，他们一起朝家里的车走去。

这个故事向我们强调了一个"足够好的照料者"在教会孩子情感调节、帮助孩子发展情感意识、引入有效的情绪词汇方面的作用。

在这个故事中，母亲通过她的行为举止来实践和示范情感调节。面对孩子的要求，她没有以怒制怒，或者把愤怒升级。她识别出了孩子的愤怒，并将它重新定义为了失望。母亲用“失望”这个词帮助孩子认识到了情绪的细微差别和丰富的意义，帮助他学会用新的词汇表达自己。她还帮助孩子发展了适度的权力与掌控感（“你想握妈妈的哪一只手？”）以平衡对安全边界的坚持（“在停车场你必须握住我的手”）。

考虑到皮亚杰的认知发展理论和上面的例子，我们认为孩子的自我意识是在这样的过程中产生的：孩子的内心对解释的寻求、成功地通过由无数发展任务组成的障碍，以及来自“足够好的照料者”的支持性输入和引导之间的互动过程。当一切顺利时，这个孩子会成为一个健康的、在心理和情感上舒展且灵活的成年人。

如果一个孩子在虐待性家庭长大，这些关键的发展任务他往往无法完成。在功能失调的家庭中，孩子抗议或抱怨的尝试被视为对家长的权威和掌控的威胁。他们被贴上行为不端、粗鲁、傲慢、顶撞大人的标签，或者更坏的标签，孩子经常因此遭到报复和进一步的虐待。施虐孩子的父母不会帮助孩子培养权威感、力量感和掌控感。他们也不会帮助孩子发展必要的语言技能，这对于识别虐待或阐述虐待行为的影响是必需的。

为了保持没有虐待发生的假象，功能失调的父母反过来教他们的孩子忽视自己的感受和想法。这些父母进一步否认孩子的经历，或者歪曲孩子的叙述。因此，孩子在成长过程中缺乏健康的描述情感的词汇体系和识别、理解自己感受的能力。

相应地，我们的来访者在表达自己方面存在重大困难。他们很难识别自己的情绪和任何与之相伴的身体感受。除了最基本的有关他们情绪的词汇以外，他们可能什么都不了解。他们害怕表达任何不愉快的情绪，又无法控制地暴怒。一想到要说“不”，他们就感到恐惧、惊慌、惴惴不安。

当一个人没有机会去疗愈时，生活将由于缺乏丰富的情感而变得荒凉、贫乏。创伤仍然在那儿，经常引起侵入性闪回、持续的负面认知、令人沮丧的想法和羞耻感（对于性侵受害者来说，情况尤其如此）。由于存在未得到解决的创伤，这个人耗费大量精力回避对他的掌控感造成威胁的强烈情绪。生活的重心被放在保持安全感和掌控感上。他无法面对正常的痛苦，这反而使他更容易被压垮。逃避和行动宣泄成了他非常熟悉的策略——他通过关闭情感、退缩，或者采用性、物质滥用、食物、暴力或其他方式逃避或表达那个失控的部分。这些策略表明这个人来到了“容纳窗口”之外，他在尝试回到窗口之内。

正念是关于觉知的，解离是关于无觉知的。这两种大脑活动是相互竞争的，我们甚至可以说解离性思维惧怕、排斥正念。任何试图解离或已经成功地解离的意识或知识都是反直觉的。这就像一个人的身体系统在说：“使信息分散开，不要让它们连接起来，因为我们不知道那会有多糟糕，我们无法意识到那会有多糟糕。”强大的干预措施可能会引发巨大的反应。正念就是一种非常强大的干预措施，它能打开现有的存在。这种对于觉知和认识的有力尝试会使解离系统处于高度警戒的状态。当一个人面对进一步的威胁时，解离系统为了保护这个人，会开启强大的防御，努力地使他变得更加无知无觉（Forner，2015）。

从一个经历过创伤的人那里学习如何使用技巧会对个体成功地运用技巧产生很大的影响。例如，对一些遭受创伤的人来说，一开始，如果他们微微地睁开“眼睛”，专注于他们自己创造的画面，冥想的效果是最好的，那种感觉就好像是他们在看位于头脑内部的屏幕，屏幕位于两眼之间向上大约 2.5 厘米的地方。专注于这个位置往往会让头脑平静下来（Forner，2016）。

瑜伽是另一种经常被推荐给创伤幸存者的练习，这有充分的理由。它涉及身心连接，大多数创伤幸存者在某种程度上与自己的内在失联了。它可以成为对人们的疗愈极有帮助的一部分。然而，瑜伽有数百种，瑜伽老师更是不计其数。将适合的瑜伽与幸存者匹配起来至关重要。此外，对于创伤幸存者来说，在上课之前与老师见面、了解上课的方式、确定出口所在位置，并让上课的老师知道他可能会在必要时提前离开是有益的。治疗师应该鼓励人们寻找能够支持其安全依恋感受的瑜伽课程和老师，这样他们才能感觉安全、舒缓、稳定，并感受到被看到的感觉（Danylchuk，2015）。

很多事情都可以帮助创伤幸存者处理复杂性创伤，但其中的许多内容需要人们针对创伤幸存者进行调整。人们往往能意识到自己的创伤，这既是好消息，也是坏消息——知道什么会导致他们痛苦是很有帮助的，但他们很难保持这样的觉察，也很少（如果他们有的话）有机会把这些分享给有能力倾听和提供帮助的人。

第2章
Chapter

复杂性创伤和解离

有一种痛苦，如此彻底，
它吞没了物质，
然后用恍惚覆盖深渊，
所以记忆可以绕过它、踏上它，
就像一个人在昏厥中，
安全地游荡——一旦睁开双眼，
便跌落于森森白骨之间。

——艾米莉·狄更生（Emily Dickinson）①

复杂性创伤——中间没有复原机会的反复创伤——会影响生活的各个方面。身体和心灵没有足够的时间恢复，压力的影响不断累积。多重创伤会影响一个人与自我和他人的关系，增

① 转载自《艾米莉·狄更生诗集》(*The Poems of Emily Dickinson*)(Johnson，1951)。

加其对各种防御的需要，并偷走创伤以外的生活体验。复杂性创伤包括反复出现的创伤体验，有时这些体验可以追溯到童年，并且自童年起一直持续。创伤经历可能有多种形式，包括虐待、背叛、抛弃、剥削、憎恶和拒绝（Courtois and Ford，2013）。

长期反复出现的创伤会影响一个人的心理发展。成长的关键阶段可能被跳过、被破坏，或者变得不完整。这个人不得不在治疗中完成这些阶段并解决创伤性事件。发展性创伤发生于一个人的成长早期，个体被反复地虐待，同时缺少来自照料者的滋养和疗愈性的回应，这导致个体在社会心理发展方面的缺陷和扭曲。

当创伤发生在一段关系中时，其影响会更大。一般来说，从关系创伤中愈合比从自然灾害中愈合更困难。自然灾害，如地震、风暴、火灾等，通常发生在很多人身上，并且是公开的，帮助或支持通常很快会被送达。相比之下，关系创伤涉及来自另一个人的伤害，通常是隐秘的，或者不被人相信的；它涉及背叛和信任的丧失，遭受创伤者很少能得到或根本得不到支持。因此其影响比自然灾害带来的创伤更严重（Freyd et al.，2005）。

复杂性创伤会导致各种反应，这些反应大概可以分为两类：回避创伤和与创伤相关的线索，以及试图间接地面对创伤。无论遭受创伤者的反应是何种形式，这些反应万变不离其宗，其目标都是帮助遭受创伤者处理无法忍受的事件，同时远离对创伤的充分了解。人们正试图待在自己的“容纳窗口”内。

退伍军人可能会在节日当天去露营，以远离烟花。他们深知自己会被触发，因此，他们通过离开并给自己寻找一种不同的体验来避免这一痛苦和尴尬。他们被创伤驱使，有意地回避他们认为无法忍受的事情。这是一种自我调节的尝试，也是一种适当的自我照顾行为。

不太健康的方式有通过自我伤害、有问题的关系、酒精等来进行自我调节和情绪控制。

创伤越严重，持续时间越长，被使用的适应不良行为可能就越多，只有这样，遭受创伤者才能保持理智和稳定。其中一些行为是他们后天习得的，源自他们在家庭、社区或当地文化中观察到或经历过的事情。它们作为应对压力的方法被传承下来。它们可能是这个人知道的处理压倒性痛苦的全部方法。

适应不良的应对措施往往相互矛盾、令人困惑。性虐待幸存者可能会回避与性相关的场景、在性行为中部分解离、参与危险的性行为，或者出现以上反应的不同组合。这些令人困惑、看似矛盾的反应往往会成为习惯性行为和自我认同的一部分。

在有虐待发生的功能失调的环境中，这些策略可能是有效的。从短期来看，作为控制和逃避感情的手段，这些策略可能是有帮助的。然而，在相对健康的、足够好的关系中，这些行为的不足之处和无效性是非常显眼且可悲的。在治疗中，人们将学会新的管理情绪的方式，但学习新的方法往往需要更长的时间。在它们能够快速生效之前，人们在学习和运用这些技巧时需要耐心。

例如，一个来访者在会谈中变得非常痛苦，在这种痛苦中，她恳求治疗师打她。治疗师拒绝了，并且与她谈话，直到她平静下来。当来访者恢复平静后，她告诉治疗师，在她小的时候，她一旦变得沮丧，父亲就会揍她，然后她会立刻平静下来。实际上，那一巴掌把她从过度唤起的状态直接打到了唤起不足的状态，但她的体验是所有令她痛苦的感受都消失了。在交谈中，她可以看到治疗师让她平静下来的方式，这种方式能让她保持存在感和真实感。对她来说，这比被打一巴掌的感觉更好。她从未被教导如何在没有暴力的情况下变得平静，实际上她也不知道“平静”意味着什么。对她来说，这和“麻木”是一样的。这次与治疗师的经历带给她一种理解“平静”的新方式，使她意识到过去的那种方式根本没有帮到她。那是一种使她摆脱压倒性情绪的快速转换，但它只是把她从一个极端带到了另一个极端，并没有真正帮她恢复平静。

在面向退伍军人的工作中经常出现的应对模式之一是，他们通过进入某种情境来摆脱麻木的状态。这种情境会引发肾上腺素的激增，就像他们在战争中感受到的那样。例如，成为一名急诊医疗技师，或者承担其他与紧急情况相关的工作。他们借此以一种有自主感的方式回到危机局势中。适应不良的选择是超速驾驶汽车或摩托车、到危险水域游泳、赌博，以及在可能受到攻击的地区游走。对于他们来说，只有这些情境能够把他们从容纳之窗的下限拉上来。他们通过把自己扔回极限之外的那个让他们感到熟悉、感到自己活着的地方来回到容纳之窗内，但也因此再次陷入危险中。

上文提到的那个来访者需要了解什么是“平静”的感觉，以及如何用健康的方式达到那样的状态；经常把自己置于险境的退伍军人则需要了解什么是正常的警觉状态，以及如何用安全的方法唤醒自己，使自己达到该状态。

在某些情况下，当创伤反复发生，并且个体被剥夺了疗愈的时间和相应的支持时，极端情绪或冲突会被解离出去。在这些情况下，个体会与创伤分离，将自己从创伤中剥离出来，就好像它发生在另一个人身上一样，以便留在容纳之窗以内。请想象一个孩子被她的母亲打，而在其他时候她需要来自母亲的安抚——伤害她和安抚她的都是同一个母亲。孩子既不能逃离父母——每一个孩子都完全依赖父母生存，又不能与这些可怕的形象保持亲密的情感联结。

导致情况进一步复杂化的是，没有人帮助这个孩子理解这种压倒性的冲突，即从内部或外部识别其感受到的悖论中的相互排斥的方面。格雷戈里 · 贝克森（Gregory Bateson）的“双重束缚理论”（Bateson et al.，1956）描述的状态与此相接近。在这种情况下，一种常见的策略是持有两种存在方式。一种方式与虐待情境相连，另一种方式与虐待情境无关。这是具有适应性的——心灵无法承受的部分被搁置在一边，这让孩子能够生存下来，并尽可能多地接受生活中积极的方面。

就应对创伤而言，解离或区隔化是具有适应性的，但在非创伤性的情境下它们往往是适应不良的。生命早期的持续创伤导致的解离性障碍会使个体无法将创伤性事件融入持续的意识中。人们需要屏蔽反复出现的虐待事件，因此无法将它们融入自己的生活。事件越多，未被整合的时间越久，这个人的生活受到的影响就越大。当被封锁的记忆重见天日时，许多人往往能够承认它们，知道它们是真实的；而对那些有解离性障碍的人来说，情况可能是头脑中的某个部分知道真相，但其他部分不知道。因此，当真相浮现时，他们会否认，他们的确不觉得那段经历发生在他们身上。

解离性障碍导致自我意识的扰乱及其相互关联性的中断。自我感会被现实解体、人格解体、神游状态和解离性身份障碍（Dissociative Identity Disorder，DID）的不同维度影响。在现实解体状态中，外部世界看起来是不真实的。在人格解体状态中，个体感到与自我脱离，好像在从另一个地方看着自己。神游状态涉及一个人对个人身份的遗忘，这种遗忘通常是短暂的，是可以恢复的。每当解离症状出现时，他可能知道发生了什么，也可能不知道发生了什么。有时在同一次会谈中，当自我的某些方面与真相相连接时，这种连接会由于真相令人难以承受而突然断开。

复杂性创伤可能涉及部分或所有的解离性防御，但个体仍然可以发展出连贯的个人史和自我意识，这是一个能随着时间推移保持一致的内部本垒。人格并不是分裂的，个体了解自己的个人经历，尽管它似乎很遥远。创伤在情感上的影响是个体需要解决的问题，个体需要学会忍受原本具有压倒性的感受，并且达到身体和心灵在保有意识的同时感觉放松的状态。

当情况严重到足以导致个体变得严重解离时，解离性障碍出现了。患有解离性身份障碍的人没有稳固的自我感，而是发展出了很多种身份来帮助其应对来自他人的相互矛盾的要求。

在有些身份中，他知道自己的这部分历史，而不知道自己的那部分历史；在有些身份中，他知道自己的那部分历史，而不知道自己的这部分历史。躯体解离也可能发生，例如，转换障碍或其他破坏意识与身体的整合性的问题。

我们说的“解离”是什么意思？正如保罗·戴尔（Paul Dell）解释的，当解离被当作名词时，临床工作者通常把它当作一种诊断结果，就像我们提到抑郁症或焦虑障碍时所做的那样。当解离被当作形容词时，它是指一种症状。例如，我们可以说一个来访者是解离、焦虑，或者惊恐的。然而，当解离被当作动词时，它会导致一些混乱，因为它暗指一种有意识的努力，似乎描述了一个人在做什么。当我们说“来访者解离了”时，这听起来好像是他做了什么似的。治疗师不会以同样的方式使用其他诊断性词语——来访者不会“抑郁”，也不会“双相”。然而，人们会说“她解离了”，这给人的印象是这个人选择了解离，而不是表现出了解离症状（Dell and O’Neill，2009）。人们在以这种方式使用“解离”这个词时，来访者会觉得好像要为他无法控制的事情负责，这往往会增加这些来访者熟悉的羞耻感和无力感。

当人们在治疗中无法持续保持意识清醒时，当意识无法触及重要或关键的议题，或者他们的表现完全变了以至于治疗师感觉在与另一个人打交道时，会发生什么？大多数的治疗依赖于来访者有持续的自觉意识。有解离问题的人——从相对温和的解离形式到解离性身份障碍——在不同程度上缺乏这种能力。未被诊断、未被识别的解离过程是治疗复杂性创伤的重要干扰因素。

一般来说，本质上以认知为主的干预措施对解离的人不如对其他人有效。如果人们在当下与认知存在联系，它们就会起作用。然而，如果一个人处于解离状态，他的认知技能是不可用的，这种干预将是没有帮助的。在某些情况下，对认知的关注可能会导致处于解离状态下的人对自己的感觉更糟糕，因为他们做不到别人可以做到的事，这感觉就像是又一次失败。

解离性防御和解离性身份障碍涉及与生存、身体和情绪紧密相连的意识。个体有适应环境和保护意识免受伤害的需要，解离性身份障碍使个体具有一种能力，即保有多种可以相互替代的、通常不相容的自我状态的能力。皮埃尔·珍妮特（Pierre Janet）在描述解离性防御时说：

“它们体现了令人痛苦的经历，但是由于与主流意识分离，它们不得不独立运作……它们不再属于个人意识的范畴，因为它们与个人感知无关，也缺乏人格的自我感。”（Janet，1907）

患有解离性身份障碍的人在生活中好像在与许多人共同生活——许多的“我”和“非我”。尽管在创伤情境下这是具有适应性的，但是这会使非创伤生活变得极其困难。

在解离性身份障碍中，个体在容纳窗口之中时看起来很正常，这在解离的结构模型中被称为“外表正常人格”（Appearance Normal Personality，ANP）。同时，个体的其他情绪状态可能处于容纳之窗之外，它们被称作“情绪人格”（Emotional Personalities，EPs）。对于解离的人来说，虽然“外表正常人格”看起来很正常，但是其情感耐受力很弱。在某些情况下，“外表正常人格”很少有或根本没有情绪。当情绪开始出现时，即使是一点点情绪也会被体验为情绪过多，这个人会滑入一个带有不同自我感的情绪状态，即“情绪人格”。创伤越严重、越持久，个体内在心理系统中的“外表正常人格”和“情绪人格”就越多（见图 2.1）。

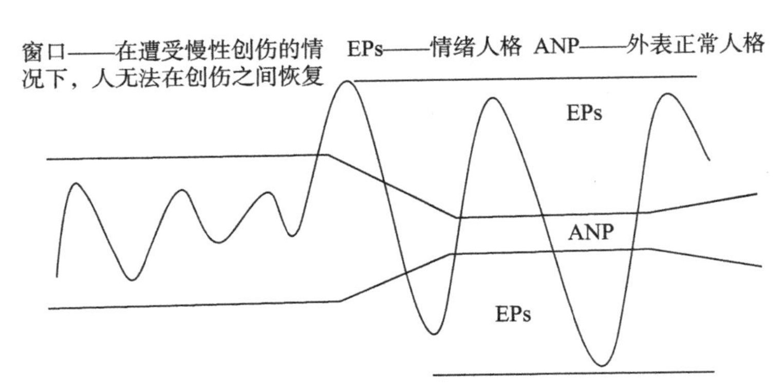

容纳窗口变小。人的反应与未解决的创伤带来的过度唤起的反应或唤起不足的反应相一致。在解离性障碍中，“情绪人格”和“外表正常人格”有可能被失忆的屏障隔开，也有可能相互影响，自我的不同部分将被体验为“我”和“非我”

图 2.1　“外表正常人格”、“情绪人格”与容纳窗口

在解离的人中，自我的各个方面经常会形成一些模式，试图将个体送回他们的容纳窗口。由于这个窗口很狭窄，个体往往会被触发，出现过高或过低的唤起状态。这些状态可能有名字，也可能没有名字，自我各部分的差异因人而异，但都反映了人们的需求和能力。非常焦虑的部分可能预示着缺乏情绪的部分要出场。非常抑郁的部分可能会激活精力充沛的部分——由于那些抑郁的部分缺乏能量，精力充沛的部分感到不安或无聊，因此要求登场。这些策略有时能很有效地使人保持在容纳窗口内，有时一点帮助都没有，会加剧过高和过低唤起状态之间的摆荡，导致个体的内在冲突更加明显。为什么来访者的解离可能很难被识别出来？其中的原因之一是当解离系统运行良好时，它很难被察觉。它对环境的适应能力如此之强，以至于其他人可能不会注意到个体内部为了适应外部要求已经发生了变化。

除解离性身份障碍外，有解离问题的人还可能通过意识转移或躯体症状表现他们的痛苦。意识可能被恍惚状态、人格解体、现实解体、神游状态和紧张症影响。根据埃勒特·R.S. 尼仁惠斯（Ellert R.S. Nijenhuis）的定义，躯体形式的解离“指在现象学上涉及身体的解离症状。形容词‘躯体形式的’表示这些症状是通过身体症状表现出来的，但人们不能用生理疾病或物质的直接影响来解释它”（Nijenhuis and van der Hart，2011）。

躯体形式的解离可以表现为痛觉丧失、麻痹、僵直、行动抑制、服从、痛感延迟（Nijenhuis and van der Hart，2011）。

复杂性创伤和解离模型

就像孩子会在健康的父母提供的稳定、可预测的结构和例行程序中寻求安全感一样，来访者会在健康的治疗关系提供的可预测、稳定的边界中寻找安全感，临床工作者也需要在概念化的结构中寻求“安全感”和可预测性，即有助于理解解离来访者的复杂、扑朔迷离的表现的图式。这些图式或地图有助于治疗师识别重要议题，去芜存菁，专注于突出、重要的内容。如果没有它们，我们会被来访者面临的混乱和冲突淹没。地图可以帮助我们有的放矢，然而它的价值也是它的缺点。旅行者经常会为了快速旅行而选择高速公路，并因此错过更有意义的蜿蜒小径。在范式与具体情况之间寻找平衡是通往更有意义的理解的关键。在运用这些模型时，治疗师要保留自己的想法，不要放弃怀疑态度。

以下是几个重要的概念化模型，这些模型反映了经验丰富、知识渊博的临床工作者和研究者理解遭受创伤者和解离者的复杂内心的尝试。不同模型之间会有重叠，没有一种模型可以取代另一种模型。了解这些不同的观点可以让我们给予那些感到迷茫、无计可施的来访者更多的理解和重视。

自我状态模型

为什么人们能在工作状态和休息状态之间切换，而不出现多重人格

自我状态模型最初由约翰·沃特金斯（John Watkins）和海伦·沃特金斯（Helen Watkins）提出。他们是这样描述的：

“我们将自我状态定义为一个有组织的行为和经验系统，其元素通过一些共同的原则联系在一起。一种自我状态与其他此类状态是分开的，但边界是可渗透的。这个定义既包含多重人格的真实情况，也包含处在分化 - 解离连续谱中间的那些没有完全分离的人格片段，这些部分可能更具有‘整合性’，因此也更具有适应性。”

在这个模型中，这种情况被视为正常的——人们能够意识到不同的自我状态，并且能根据自己的意愿启动他们，比如，从在朋友面前时的放松状态切换到工作状态。在这个例子中，自我状态通常与角色相关，是可以被意识到的，是合适的。而在遭受

创伤的群体中，自我状态会根据当下情境的需求变得更加明确，他们的自我状态也更多样，并且其中一些自我状态可能并不知道其他状态的存在。它们的角色和功能如此不相容，以至于它们无法在单一意识中发挥作用。经历严重创伤的人可能有许多自我状态，他们用这些状态来处理好的和不好的事件，来面对工作、学校、家庭等，这些状态之间可能有不同程度的解离。

在图 2.2 中，第一幅图中的圆代表正常人的自我状态。不同自我状态之间的边界是可渗透的，个体可以在同一个意识中体验不同的自我状态，可以意识到状态之间的切换，可以在需要时按照意愿切换。在第二幅图中，有一种自我状态与自我的其他部分分开了，被隔离在内部。这代表这一段经历出于某些原因还未被或不能被个体整合。它可能是单次创伤中被阻断的记忆、复杂性创伤中的一组记忆，或者被解离的一段记忆。第三幅图展示了分离的自我状态是如何从自我当中被移除的。一个很好的例子是玛丽莲·范德伯（Marilyn van Derbur）的日间儿童和夜间儿童之间的分裂[①]（van Derbur，2003）。

---

① 玛丽莲·范德伯是美国作家、励志演讲人，她在 53 岁的时候，公开了自己从 5 岁到 18 岁被父亲性侵犯的历史，她在她的书中这样描述日间儿童和夜间儿童："因为我无路可逃，也没有可以向其求助的人，所以我解离了，或者用我的话来说，我'分裂了我的思想'……我（我称之为'日间儿童'）对一次又一次被侵犯的部分（我称之为'夜间儿童'）说：'你待在卧室里，承受所有的感受和痛苦、所有的羞辱和堕落，而我将出去成为了不起的人。在我获得安全和成功之后，我会回来找你。我保证。'"——译者注

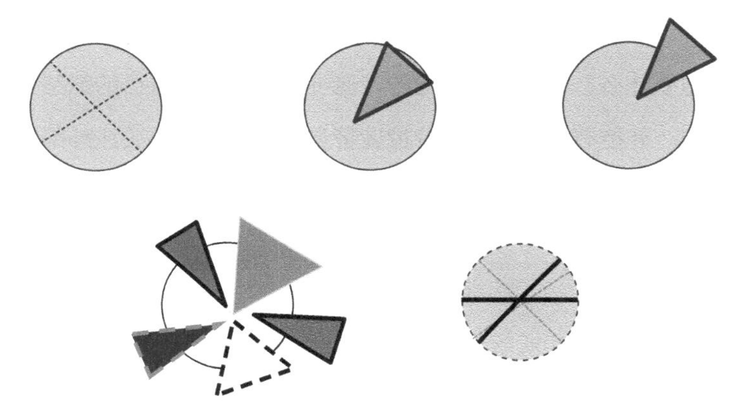

图 2.2 解离的自我状态模型

第四幅图描述了解离——它包含许多独立的自我状态，它们之间有严格、僵化的边界，每种自我状态都有独立于其他自我状态运作的可能性。尽管如此，个体仍然是一个人——各个部分都清晰且稳固，它们存在于同一具身体、同一个大脑中。在与患有解离性身份障碍的来访者互动时，这一点至关重要：所有这些相互独立的部分都来自同一个人的不同经历。尽管割裂感非常真实，但是它们都是这个人的一部分。最后一幅图描绘了这个现实。

值得注意的是，第一幅图中的圆被实线包围，内部被虚线分开。这代表控制点在个人内部，也就意味着这个人有连贯、一致的自我感，他可以遵从自己的内心，真实地决定他喜欢什么、想要什么。在最后一幅图中，圆被虚线包围，内部被实线分开。这代表这个人的控制点在外部，意味着他的自我是由别人想要什么、需要什么决定的，他可能意识不到自己的欲望和需求。外控倾向通常伴随着过度警觉——个体需要关注外部世界、满足他人的需求，以求生存。

BASK 模型

创伤体验的四个领域：行为、情感、身体感觉和认知

另一个可以用来概念化复杂性创伤和解离的方法是贝内特·布劳恩（Bennett Braun）提出来的。他将创伤经历分为四个领域——行为、情感、身体感觉和认知。当一个人遭受创伤时，他的记忆会被保留在一个或多个领域，这会有效地分裂个人体验，妨碍这些体验被整合为正常的意识。

布劳恩的模型是一个连续体。

这个连续体的起始端是完全的意识；之后是压制，即有意识地把我们不愿意想的事情搁置在一边；接下来是否认，这是我们在尚无能力应对时采用的机制；接下来是无意识压抑，弗洛伊德认为这是病态的心理冲突引发的；最后是解离，我认为它包含无意识压抑，但不同于经典的压抑定义，它有一个主要的神经心

理生理（Neuropsychophysiologic，NPP）成分（Braun，1988）。

当人们遭受创伤时，这种体验如此具有压倒性，以至于大脑无法处理汹涌而来的信息。这些信息仍然存在，但没有被整合到一个连贯的叙述中（参见第 3 章中关于记忆形成的神经生物学基础的讨论）。创伤可能会在行为、情感或身体感受上显现出来，它们与当前的环境不符。同样，这个人可能会以与当前环境不相符的方式体验他的想法和感受。

创伤、行为、情感、身体感觉和认知仍然以碎片的方式保留在头脑中，就像一片片拼图碎片。在治疗中，每一片碎片都是更大的“格式塔”的重要组成部分。刚开始，一片碎片可能看起来毫无意义。但是，这些碎片最终可以很好地结合在一起，形成一个连贯的叙事。这个过程需要耐心和接纳，即接纳大脑和心灵抱持创伤的方式。一旦这些碎片被拼凑在一起，创伤的现实就会出现在我们面前。

顺序模型

自我是一个连贯的叙述

顺序模型是一个关于解离过程的模型。它侧重于一个人经历的内部过程，即解离、解离性身份障碍和其他特定解离性障碍（Otherwise Specified Dissociative Disorder，OSDD）是如何在一个人的生活中发挥作用的。当它们的功能被确定下来时，我们能更容易地看到解离是如何帮助人们应对创伤性事件的。此外，这有助于降低解离者的羞耻感，并帮助他们学会珍视自我的所有部分。

图 2.3 显示了此模型是如何工作的。安妮是一个处于非创伤状态的孩子。在这种状态下，她很好。然后，她爸爸回到了家里，带着一身酒气。闻到酒气的安妮变成了贝蒂，一个试图安抚爸爸的部分。当贝蒂的策略不起作用时，查克出现了，从感觉和行为来看，这个部分像个男孩。查克像儿子和哥们儿一样与爸爸互动。如果爸爸谈论体育或男性偏爱的活动，事情就会好起来。然而，父亲对查克不感兴趣。爸爸的眼睛里流露出特别的光芒，这是朵拉将出来的信号。朵拉已经学会了在爸爸处于这种状态时与他调情，这可能会让他开心，直到他醉倒。但是，这一次爸爸没有醉倒并开始虐待朵拉。朵拉立即变成了婴儿艾克，一个在虐待下变得惊恐、痛苦、崩溃的小女孩。这触发了弗洛伦斯的愤怒和力量，安妮得以幸存，并将最受伤的状态从意识中赶走了。爸爸现在已经醉倒了。随着时间流逝，安妮“醒来”了，有关被虐待的记忆很少，甚至完全消失了，如果情况好的话，她还不会感受到身体的疼痛，这样她就可以

继续她的一天。

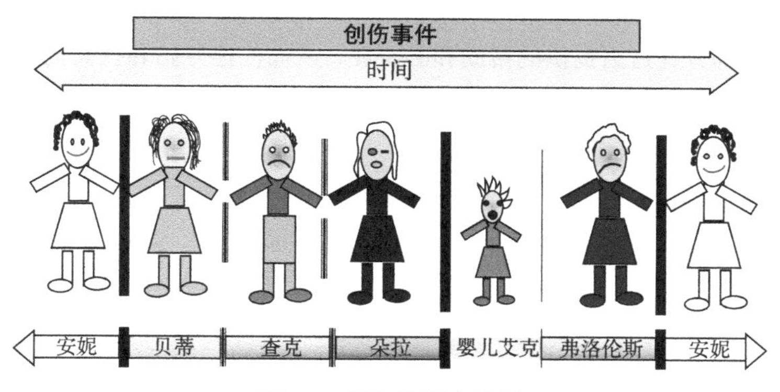

图 2.3 解离的顺序模型

顺序模型显示了不同的自我状态是如何协同工作以度过创伤性事件的。只有通过意识不到创伤，意识不到爸爸的虐待行为，“安妮”才能够尽可能多地参与正常生活，才可以接近父亲，寻求情感慰藉和认可，或者只是要上学的午餐钱。自我的不同部分对彼此、对父亲的行为以及虐待的性质和程度都保持着不同程度的意识。

如果自我的各个部分没有办法聚合成一个整合、全面、连贯的叙事，人们就无法理解自己的生活。他们的世界观、他们与同辈相处的策略、他们建立边界和表达自我需求和欲望的想法都会变得扭曲且不足。

在疗愈环境中，自我的不同部分通常会有熟悉的序列，然后这个人会开始了解他的系统是如何运作的。治疗师和助人者能够帮助平息这个人对于强大防御的需求，并且帮助他看到各个部分在过去提供的帮助和必要性，从而使他开始寻找其他方式去调节强大的情绪。

解离的结构模型

“外表正常人格”和“情绪人格”

有多种方法可以概念化解离性身份障碍。在解离的结构模型中，人格被分为“外表正常人格”和“情绪人格”。这是查尔斯·S. 迈尔斯（Charles S. Myers）于 1940 年在描述患有弹震症的士兵（Myers，1940）时首次使用的术语。翁诺·范德哈特（Onno van der Hart）、尼仁惠斯和凯西·斯蒂尔（Kathy Steele）进一步发展了这一理论（van der Hart et al.，2006）。这个模型确立了三个解离级别。一级解离包含一个“外表正常人格”和一个“情绪人格”；二级解离包含一个“外表正常人格”和多个“情绪人格”；三级解离，也就是最复杂的解离级别，包含多个“外表正常人格”和多个“情绪人格”。

“外表正常人格”可能功能良好，看起来很正常。“情绪人格”处于不同的情绪状态，它们可能是有益的或合适的，也可能不是。通常，自我的各个部分，包括“外表正常人格”和“情绪人格”，会被个体的情感需求激活，去保护自我或与他人保持联结。例如，如果这个人生气了，那么愤怒的部分可能会出现以表达这种情绪。如果愤怒的表达令治疗师或其他重要他人远离，儿童的部分可能会出现，从而将他人拉回来。人们这样做的意图很明显，他们既希望表达强烈的情绪，又想维持关系。但由于这是由不同的部分完成的，所以这对治疗师或其他人来说感觉不和谐且令人困惑。“外表正常人格”和“情绪人格”之间的切换可能像之前的描述那样明显，也可能非常微妙，并未被外界察觉。

解离的人经历的困难之一是，“外表正常人格”已经习得的处理生活状况和情绪的技能在“情绪人格”被激活时无法被调取和使用。

与解离人群工作的挑战之一是在与他们呈现的不同部分打交道的同时，持续地把他们当作同一个人看待。各个部分可能有不同的名字、历史和看待自己的方式。所有这些不同的部分仍然是同一个人对他生活经历的表达。

总结

我们谈论了以下模型：自我状态模型、BASK 模型、顺序模型和结构模型。每一个模型都有不同的适用性，在解释解离现象时有不同的优点。这些概念化模型可以相互结合，以帮助治疗师理解来访者的经历。例如，不同的自我状态经常伴随着不同的行为、情感、身体感觉和认知，并以一定的顺序出现。

尽管这些概念化模型有助于我们思考和理解解离的人的体验，但它们归根结底只是概念化的模型或结构。我们需要铭记在心的是，坐在我们对面的，是一个在努力应对无数压倒性体验、情绪、冲突的活生生的人。他们控制这些极端情况的能力被各种各样的、强烈的记忆和感受压垮了。

里奇·切维茨（Rich Chefetz）（Chefetz，2015）描述的"我"和"非我"是另外一种看待来访者挣扎着应对无法解决的冲突和不可知的感受的方式。解离性反应是一种优雅的解决方案；它允许来访者同时成为"我"、"非我"和另一个我。为了处理虐待和功能失调关系中的多重冲突需求，解离性反应是必要的，也是最佳的应对手段。

病因学

创伤在生活中很常见，从定义来看，它会对一个人产生影响。有时，人们能从创伤中充分地恢复，创伤不会影响他的精神和身体超过一个月。创伤后应激障碍的延迟发作会在事件发生后的六个月或更长时间内显现。如果创伤是一个单次事件，在大多数情况下它会被很好地记住，尽管一些细枝末节可能不太准确（Chu，2011; Terr，1991）。当创伤事件反复发生时，人们有可能不会记得。丽诺尔·C. 特尔（Lenore C.Terr）将复杂性创伤称为Ⅱ型创伤，有复杂性创伤史的孩子往往会失去一段很长的记忆，并且表现出大量的否认和心理麻木（Terr，1991）。朱迪思·赫尔曼（Judith Herman）将遭受复杂性创伤的人最常见的特征描述为退缩、回避和拘束。

经历单次创伤的人往往有一个可以回归的地方，一个他们可以消化、处理发生的事情的地方。那些影响——那些对他们的大脑、身体和关系的影响——是可以识别的，是存在于他们的正常生活之外的。在创伤之前和之后拥有正常的生活有助于人们愈合，并且可以随着时间的流逝弱化创伤的影响。

在创伤持续存在的情况下，人们无处安身，没有足够的时间和支持来复原。他们可能从未有过正常的环境，并缺乏本来应该拥有的资源。持续存在的创伤迫使他们发展并保持着生存策略和防御，以抵抗痛苦和背叛。他们的大脑和身体会发生变化，以适应恶劣的环境。他们的道路比只经历过单次创伤的人要困难得多。

还有一类人处在这两类人中间，他们曾遭遇的创伤导致他们的生活发生了彻底的改变，如养育者的死亡、造成残疾的事故，或者其他涉及生活的永久性改变的事件。这类人可能只经历了一次创伤，但他们的困境是持续的，就和那些遭遇多重创伤的人的状况一样。

一个让人不堪忍受的环境会促使一个人解离。在许多情况下，身体虐待和性虐待会将一个人推到他的极限。在另一些情况下，缺乏联结会令人彻底绝望，如遭遇背叛、忽视、抛弃。对有些人来说，是照料者自己陷入了混乱，原因可能是他们自身的精神痛苦、无法掌控的情况、疾病、亲密的人的死亡或战争。在这些情况下，孩子最终可能会形成混乱型依恋，这是解离的常见前奏。还有一些人由于功能失调的家庭环境而学会了解离，出于许多原因，他们学会了不思考、不感受和不表达。

医疗创伤也可能导致解离问题。在这种情况下，干预措施可能挽救了一个人的生命，但这些干预措施过于令人痛苦或令人恐惧，以至于这个人无法忍受，此时解离变得必要。并非所有解离的原因都是可以被了解的，因此尽量不要臆断非常重要。

第 3 章
Chapter

创伤和解离的神经生物学

创伤幸存者经常听到好心的朋友说“就把过去抛在脑后吧”。但情况往往如一位来访者所说——“我试图把一切都抛在脑后，但是它一直跟着我回家”。

创伤改变了我们大脑的运作方式。就单次创伤而言，这种改变可能较小。复杂性创伤会导致受害者的大脑和身体出现适应性改变。过去，为了生存，人们需要那些适应性改变；如今，治疗需要足够的时间来创造新的神经通路，以使人们可以选择以不同的方式体验和行动。

创伤导致过高或过低的唤起。一波又一波的情绪和反应远远超出了正常范围，很难得到控制。过度激活意味着发生的事情太多。在这种情况下，我们的大脑会脱离平静、理智的状态，退回生存模式。接下来我们会经历这样几个阶段：木僵、逃跑、战斗和崩溃。这些都是我们面对严重威胁时自动化的本能反应。木僵反应让我们静止，旨在帮助我们不被捕食者发现。如果我们被看到了，并且面临实际的威胁，在条件允许的情况下，我们会逃跑。如果逃跑是不可能的，或者不奏效，我们就会战斗。如果战斗是不可能的，或者不成功，我们的身体会进入一种崩溃状态——强直静止。在这种状态下，我们是有意识的，但无法移动。此时我们的身体中充满了缓解疼痛的物质。在捕食者或施虐者看来，我们可能已经死了。这是我们的身体为了生存做出的最后努力，它往往会奏效。

强直静止通常是被攻击或被强奸的人的经历。他们变得一动不动、无法战斗不是因为他们不想战斗，而是因为他们的大脑收到了致命威胁的信号，这触发了一种原始的假死反应。个体虽然有意识，但无法控制身体。如果有人问“你为什么不反抗？”，他们可以这样回答：“我进入了强直静止状态，虽然我知道发生了什么，但是我无力阻止。那是一种超现实的、可怕的感觉。”此外，当人们反复遭受创伤时，他们的身体或大脑可能会学会跳过逃跑和战斗这些中间步骤，因为这些步骤已经被证明是不起作用的，甚至有可能使情况变得更糟糕。他们会立即进入崩溃或顺从状态（并且可能解离），以尽可能地生存并把伤害降到最低。

以下是一些对神经系统和结构的简短、基本的描述，这些系统在人类大脑中以相互依存的方式运作。我们会看到，当个体暴露在持续的虐待和忽视中时，它们将如何反应。我们将关注位于边缘系统（limbic system）的杏仁核（amygdala）和海马体（hippocampus），还将关注前额叶皮层（prefrontal cortex）。我们还将简要介绍下丘脑（hypothalamus）、布罗卡区（Broca’s region）和胼胝体（corpus callosum）的作用。

边缘系统在大脑的中央，其中包括杏仁核和海马体。杏仁核是我们强烈情绪的集中地，如快乐、恐惧和愤怒；海马体则参与记忆的存储。当我们面对创伤性事件时，杏仁核被激活，被发送到海马体进行记忆存储的信息使海马体不堪重负，从而导致创伤记忆无法以整合的方式被存储起来。海马体根本无法快速工作，无法吸收记忆的所有部分并将其存储为正常、连贯的叙述。因此，记忆中的许多元素与其他元素处于失联的状态，例如，那些个体记不起缘由的恐惧或对某种气味的强烈反应。

杏仁核在大脑中心深处，位于颞叶。这是边缘系统的一部分，其作用是提醒我们注意危险和威胁。约瑟夫·勒杜（Joseph LeDoux）认为杏仁核对于理解和体验恐惧至关重要（LeDoux，1996）。研究表明，与对照组的非创伤者相比，在创伤幸存者中，流向杏仁核的血流量增加了。这意味着，在某种程度上，创伤幸存者的身体已经为了适应而发生了改变，这使他们“本能”地比普通人更加警觉。

海马体紧挨着杏仁核，帮助人类整合记忆，使其能够被有意识地检索。当海马体的功能减弱时，记忆会或多或少地受到影响。亨利·古斯塔夫·莫莱森（Henry Gustav Molaison）病例充分说明了海马体在记忆检索中的重要性。他被世人称为“患者 H.M.”，这个病例非常有名。

“患者 H.M.”的海马体于 1953 年被切除了。他被研究了 50 多年，直到他在 82 岁时去世。为了治疗严重的癫痫发作，他切除了海马体。此后，他只剩下内隐记忆，不再有外显记忆。在他接受研究的 50 年里，他从不记得周围人的名字，也不记得人们在他身上做过的实验。然而，他确实有一些内隐记忆，虽然他意识不到，但是这些记忆的确存在。

每一次做任务对他来说都像一次全新的体验。他不记得自己曾经做过那些任务，但通过练习，他可以变得熟练。通过观察他，科学家们发现大脑中有两个系统可以创造新的记忆——一个记忆系统被称为陈述性记忆，它负责记录姓名、面孔和新的体验，并且负责存储，以便这些记忆能被有意识地调取。该系统依赖内侧颞区的功能，特别是海马体。另一个记忆系统通常被称为内隐记忆或运动学习（motor learning），这个系统的记忆是基于潜意识的，该系统依赖其他大脑系统。“这就解释了为什么人们可以在不骑自行车多年后，仍然能跳上自行车就骑，或者为什么人们在捡起多年未弹的吉他时仍然记得如何弹奏它。”（Carey，2008）

遭受创伤的个体有被过度刺激的、异常敏感的边缘系统，这让他们能对感知到的威胁迅速做出反应，但不幸的是，他们的辨别和判断能力低于一般人。当边缘系统被过度激活时，海马体和前额叶皮层的功能相应地下降。当一个人处于危险的情境中时，快速的反应对逃跑或降低风险至关重要（LeDoux，1996）。

布罗卡区是大脑皮层中负责产生语言的主要区域之一，位于左额叶的下部。布罗卡区激活不足会导致个体找不到词汇，无法说话。一个人在变得非常沮丧时就会失语。这可能发生在创伤性事件期间，也可能发生在使情感与过去的事件相连的治疗当中。

例如，一个女人接到一个电话，得知她的儿子死了。突然之间，她的大脑一片空白，她一时说不出任何话来，只感到无比痛苦，只能哭天抢地。情绪压倒了一切，她已无法说话。很久以后，她的语言功能恢复了，有关那个事件的回忆中充满了生动的情绪，但没有语言。

以上是一个单次创伤的例子。现在想象一下战区的人们的经历，像这样的惊恐和丧失一个接着一个。人们没有时间去安顿身体和心灵，没有时间恢复，也没有时间调用语言去连接自我和他人，创伤的影响永远没有机会减弱。持续的过度警觉成为常态——这是他们为了生存必须做出的改变。

在这种情况下，内分泌系统会使幸存者保持唤起和警觉的状态，也使来自杏仁核和边缘系统的影响加剧。于是，幸存者在生物学上倾向于处在过度警觉的状态。伴随着创伤对海马体和记忆的影响，人们可能已经记不起他们为什么处于过度警觉状态、为什么会对某些不会触发外显记忆的信号做出反应了。当他们处在威胁环境中时，这很有帮助。然而，一旦他们脱离了这种环境，持续的过度警觉状态就会影响其社会关系和身体健康。

在正常、健康的情况下，令人痛苦的经历会被看到，个体可以得到适当的安慰和支持，从而获得疗愈。如果有可能的话，他还会学习必要的知识以防止或限制事件的重复发生。在不健康的情况下，这些因素可能并不存在，这个人的唯一策略是回避类似的情况或类似的人；如果这是不可能的，他就会通过变得麻木或解离来创造尽可能多的心理距离。大脑的适应能力使之成为可能，当它得知目前没有复原的机会时，它会自动地做到这一点。

下面是另一个小故事。4 岁的小丽莎正在厨房里看妈妈做饭。妈妈告诉她不要碰热炉子。小丽莎一直充满渴望地看着炉子。她看到饼干被送到炉子里啦！趁妈妈没注意，小丽莎伸手碰了一下炉子。不幸的是，她的手指被烧伤了。妈妈赶紧过来安慰她，帮她处理烧伤。于是小丽莎学会了避开厨房里所有的大白盒子——她不会碰冰箱、洗衣机，或者烘干机，当然也不会碰炉子。随着时间的推移，在妈妈细致的解释下，小丽莎了解到冰箱、洗衣机和烘干机是安全的，是可以触摸的。后来她还知道了，炉子在没有启动时也是安全的。

这个例子告诉了我们回避和辨别的过程。它还突出了儿童与父母的二元人际关系模式与内部神经生物学机制之间的相互作用。

想象一下小丽莎有一个虐待她、不教育她的母亲。她在摸了炉子、烧伤手指之后得到的不是安抚和教导，而是吼叫或拳脚。她最终得到的是更深的身体疼痛和额外的情感痛楚。她的好奇心也受到了惩罚——她可能不会学到什么时候大白盒子是安全的、哪一个大白盒子是安全的，以及什么时候她应该避免触碰这样的东西。对被伤害的恐惧和羞耻感抑制了孩子进行学习的尝试（Nathanson，1992）。

在针对儿童的研究中，马丁・泰歇尔（Martin Teicher）在脑部扫描结果中发现了童年创伤的影响。他研究了不同年龄段儿童的脑部扫描结果，这些儿童在身体方面、性方面或情感方面曾受到虐待。他发现不同类型的虐待会以不同的方式损害大脑。泰歇尔指出虐待的影响既包括对内部的影响，也包括对外部的影响。对内部的影响是孩子更容易抑郁、焦虑、出现自杀意念或罹患创伤后应激障碍；对外部的影响是孩子将具有攻击性，易冲动、犯罪，易出现成瘾或多动的问题。在儿童发展的敏感期和关键期，虐待会产生更严重的影响。在敏感期，虐待会产生最大的影响；在关键期，虐待会产生根本性影响（Hubel and Wiesel，1970）。

海马体对那些据报告发生在 3 ～ 5 岁和 11 ～ 13 岁的虐待尤其敏感。相应地，胼胝体喙部会受到那些据报告发生在 9 ～ 10 岁的虐待的影响，而前额叶皮层则会受到那些据报告发生在 14 ～ 16 岁的虐待的影响（Teicher，2008）。

例如，如果一个孩子在 4 岁时受到虐待，其海马体的体积会减少 13.3%，并且虐待与成年后的解离性身份障碍、创伤后应激障碍、边缘型人格障碍和抑郁症相关。

胼胝体对发生在 9 ～ 10 岁的虐待最敏感。这是连接左右脑半球的结构，帮助人类整合理性和感性的经验。早期的忽视（以及身体和性方面的虐待）对它影响重大。因此，我们很容易理解为什么胼胝体较小的人可能会有冲动的问题——因为两个脑半球之间的整合不足。压力可能导致右侧脑半球被更多地激活，个体使用理性思维来调节其行为的能力被削弱。

前额叶皮层是大脑皮层最前端的区域，参与运动、决策、解决问题和制订计划。额叶主要分为三个部分，它们是前额叶皮层、前运动区（premotor area）和运动区（motor area）。前额叶皮层负责人格的表达和复杂的认知行为规划。

前额叶皮层发挥抑制的作用，限制个体对压力的反应，并对 HPA 轴（下丘脑 - 垂体前叶 - 肾上腺皮质）施加抑制性反馈控制。前额叶皮层主要在青春期到 20 多岁之间发生髓鞘化，在 14 ～ 16 岁时最易受到压力的影响。这一阶段的影响会导致性早熟和最终的发育不良（Teicher et al.，2003）。在压力的刺激下，神经系统抑制压力反应的尝试过早地开始了，但抑制开始得过于仓促，抑制能力最终无法达到正常水平。在研究压力和虐待对发育中的大脑的影响时，泰歇尔假设“早期压力给新生大脑发出了信号，使其沿着另一条路径发展，以便个体在充满恶性压力的世界中生存和繁衍”（Teicher et al.，2003）。

乌尔里希 · 拉纽斯（Ulrich Lanius）把创伤对大脑的影响描述为两个同时进行的活动，即在交感神经系统（过度唤起）占主导地位的同时，副交感神经系统（唤起不足）被激活。

他说：“在某些时候，如果压力源持续存在或太强大，副交感神经系统的活动就会占主导地位，生物体就会出现被动的防御反应。”个体的皮层功能关闭，“大脑从平稳改变的状态进人在各种防御反应之间猛然切换的状态，却没有与之伴随的意识”（Lanius，2015）。换句话说，为了应对危险，大脑被激活了，同时身体的非必要功能被关闭了，身体内充满了减轻疼痛的物质。如果创伤持续的时间太长，身体和心灵会关闭激活的过程（交感神经系统），只留下副交感神经系统的活动，这有助于最大限度地减少失血和疼痛，并使一切放慢节奏以促进愈合。这是一种生存机制，是进化的产物。它不受意识的控制。

随着时间的推移，防御状态之间的猛然切换会导致大脑内神经基质（Substrates）的发展，使经常在特定情况下被使用的行为和认知发展成特定的模式。这些基质是为了帮助个体应对反复出现的创伤而出现的，其涉及的策略在情境中已被证明是有用的。一个人的生存环境越艰难，他们的大脑发展出的基质就越多。这些都是被改变的存在方式。为了尽可能地让人在极端艰难的环境下活得更好，它们被创造了出来。

当创伤过去了，身体和心灵就要恢复正常。当创伤持续存在时，身体会进入持续的防御状态，这将成为新“常态”。总体来说，大脑和身体会适应危险的环境。在了解创伤对大脑的所有影响时，请想一想那些在童年时期反复遭受创伤的人。对于这些人来说，他们为了生存而做出的适应涉及大脑的所有上述区域，以及所有上述自动化的本能反应。他们准备好在一个充满敌意的世界生存下去了，但他们并不适应宁静、平和，这使他们很难生活在其中并享受安全感。在治疗中，这些人需要学习把他们的认知、身体状态和反应意识化，并通过学习和练习来重置他们的大脑以适应安全的环境。大脑的神经可塑性允许这一改变的发生，因此新的变化是可能的。然而，这个过程确实需要时间，变化并非在几次治疗后就会发生。它还要求现实环境足够安全，以便大脑能够从过度警觉和解离过程中走出来。

记忆

创伤使记忆变化无常

当人们在治疗中处理过去的创伤时，他们正在处理记忆的现实性和复杂性。人们记录经历的方式与电子设备不同。人的体验要丰富得多、复杂得多；人的体验会受事件影响，受所有人的情绪影响，受人所处的发展阶段影响，受人所处的文化影响，受人与人之间的关系影响，受酒精、毒品或其他改变意识的物质影响，还受个人资源影响。心灵会记录那个情境中与那个人相关的内容。这些内容的外在表现可能非常明了——它们被标记为攻击、强奸、遗弃、战争、自然灾害或其他可怕的事件。记忆不仅会在大脑中被编码，还会被我们的身体记录，而且人对创伤记忆的记录方式与非创伤记忆不同。

在非创伤记忆中，事件能够在一个可理解的水平上被它涉及的所有感官留意、领会。经过海马体的处理，它被存储在大脑中，可以被有意识地回忆。在创伤记忆中，那些体验压垮了系统，它无法被海马体整合，而是以碎片的形式存储在大脑和身体中。

在与遭受创伤的人一起工作时，治疗师需要耐心地把记忆的各个部分联系起来，有些方面可能无法被找回。治疗师需要有足够的知识来理解创伤的影响，并尽其所能地解决残留的影响。

有时记忆可能是清晰的，有时记忆可能比人们最初预期的多。例如，一个人可能记得自己曾被殴打。起初，他的脑子里有一个场景，他感觉它发生在教堂的地下室。后来，这个人来到了教堂，发现那里没有地下室。这真令人感到困惑！之后他可能开始在城里闲逛。他突然在附近的一栋建筑前僵住了，脑中充斥着发生在那里的被殴打的记忆。那栋建筑与记忆里的相符。后来，这个人记起施虐者是教会的成员。关于记忆的两个方面——谁打了他以及殴打发生在哪里，他一开始觉得它们应该是相关的（施虐者是教会成员，因此事件发生在教堂），但事实并不是这样。有时，一段记忆可能是两段非常相似的记忆混在一起形成的。

幸存者在分享创伤记忆时，通常会问治疗师是否相信他们。如果来访者是可信的，治疗师可以说："我相信你正在努力告诉我真相，你在尽量做到知无不言。"治疗师其实不能证实来访者遭受的虐待或创伤，除非这个人已经通过了一个系统（如法院系统）的查证，这个系统记录了虐待的情况。然而，治疗师通常可以看出来访者是否真诚地叙述了他们所能记得的情况。

鉴于记忆的可塑性和变化无常，鉴于确定来访者是否在呈现准确的记忆并不是治疗师的工作，一个更有益的探索方向是关注来访者所理解的事件的意义。这些"生活教训"是认知模式的基础，这些模式影响并指导着他们当前的行为。如果他们的行为在我们看来是适应不良的、不正常的，是具有操纵性的，那么这可能更多地反映了我们没有从他们的角度看待这些行为。他们的行为，从他们的角度来看，很合理——他们在勇敢地试图控制不可控的东西。我们如果不理解这些看起来适应不良的行为的基本生存本质，就无法让他们参与到为了改变而进行的有意义的讨论中。我们将成为另外一个并不真的了解他们每天经历的恐怖、羞耻和虐待的程度的好心人。

第4章
Chapter

诊 断

目前，创伤的症状正在被越来越多的人了解，正在被逐步纳入更多的临床诊断中。在《精神障碍诊断与统计手册》（第5版）（*Diagnostic and Statistical Manual of Mental Disorders 5th Edition*，DSM-5）中，创伤后应激障碍目前有四个症状群，而不是三个——侵入性症状、回避性症状、负性认知和心境改变，以及唤起和反应性症状。新变化还包括一种临床亚型——“伴解离症状”。解离亚型适用于符合创伤后应激障碍标准并出现人格解体和现实解体症状的人。

支持这一修订的研究表明，创伤后应激障碍的解离亚型的识别标准是人格解体或现实解体的体验。这些症状来自虐待、酷刑或战争这些人们无法逃脱的经历。外部逃脱可能性的缺乏导致了内部形式的逃脱——人们改变自己的意识状态，以设法不完全存在于无法忍受的情境中。这些体验可能包括感到世界是不真实的（现实解体）、感觉自己不像一个真实的人（人格解体），或者感觉自己脱离了身体，从“身体之外”观看这一经历（Lanius et al.，2012b）。

DSM-5还包括一个关于解离性障碍的修订部分，有关某个部分控制了人的行为的描述被删去了，取而代之的是“明显的自我感和自我控制感的中断，伴随与情感、行为、意识、记忆、感知、认知和（或）感觉运动功能的相关变化。这些体征和症状可以被他人观察到或由个体报告”。DSM-5还指出，在一些文化中，这种体验可能被描述为附体。在《精神障碍诊断与统计手册》（第4版）（*Diagnostic and Statistical Manual of Mental Disorders 4th Edition*，DSM-4）中，诊断包括人的行为被部分系统控制，伴有记忆缺乏。这些标准迫使许多人进入未指明的解离性障碍（Dissociative Disorder Not Otherwise Specified，DDNOS）类别，结果是未指明的解离性障碍的诊断多于解离性身份障碍的诊断，这与其他类型诊断的情况相反。DSM-4中的未指明类型（Not Otherwise Specified，NOS）和DSM-5中的另有指定的解离性障碍类型（Otherwise Specified Dissociative Disorder，OSDD）是人们为了区分那些不太适合主要类别的人而设立的。在其他诊断类别中，“另有指定”的群体总是比该类别的诊断群体小，人们改变解离性身份障碍和另有指定的解离性障碍的标准是为了将更多的人纳入常规诊断，减少进入未指明的类别的人，并使更多的人意识到对其中一些体验的文化解释。

患病率

复杂性创伤和解离性障碍很普遍吗

创伤的性质、程度，以及解离性防御的普遍性并没有被正视，因此创伤和解离也无法得到治疗。创伤对当前人际关系问题的影响刚刚被认识到。评估童年虐待与以后的健康和福祉之间关系的较大的调查之一是 ACE 研究，即负面童年经历研究（the Adverse Childhood Experiences Study）。这项研究始于美国疾病控制和预防中心与圣地亚哥恺撒医疗集团（Kaiser Permanent）健康评估诊所开展的合作。ACE 研究的最初阶段于 1995 年至 1997 年在恺撒医疗集团进行。超过 17 000 名参与者完成了标准化体检，他们的身体健康状况得到了持续监测。

第一次 ACE 研究的结果显示，17 000 名参与者中有 2/3 的人的ACE评分大于或等于1，其中87%的人的ACE评分超过1。这揭示了有大量的人在处理多重创伤。

ACE 研究结果表明，在美国，某些经历是一些疾病、死亡、生活质量低的问题的主要危险因素。了解最严重的健康和社会问题是如何由负面的童年经历造成的至关重要。认识到这些联系可能会改善我们在预防和复原方面付出的努力。

ACE 研究报告了以下关于高 ACE 得分对心理和行为问题的影响的研究结果。在一项长期研究中，多达 80% 的曾经被虐待的年轻人在 21 岁时符合至少一种精神疾病的诊断标准。这些年轻人表现出许多问题，包括抑郁、焦虑、进食障碍和自杀未遂（Silverman et al.，1996）。

除了身体和发展阶段的问题，长期遭受虐待的压力还可能导致焦虑，并可能使受害者更容易受到创伤后应激障碍、品行障碍，以及学习、注意力和记忆困难等问题的影响（Dallam，2001；Perry，2001）。

遭受虐待的儿童在成年后吸烟、酗酒或从事高风险性行为的风险增加（Felitti et al.，1998；Runyan et al.，2002）。

那些有被虐待和被忽视童年史的人在成年中期使用非法药物的可能性是其他人的 1.5 倍（Widom et al.，2006）。

考虑到这些信息，很明显的是，临床工作者在处理家庭冲突、物质滥用和进食障碍的时候，很有可能也在应对创伤以及受害者试图用于处理不堪忍受的情绪的方式。过高或过低的唤起状态、侵入性的或被阻断的记忆和情绪，以及解离性防御可能都存在于这个人身上。识别这些动力并帮助这个人学习如何有效地处理它们可以使治疗更加有效，同时也能减少他由于失控而经常感受到的羞耻感。

有物质成瘾障碍的人往往有多重心理创伤的历史，并且遭受着创伤后应激障碍和复杂性创伤后应激障碍的折磨。

在成年人成瘾治疗门诊称自己有创伤历史的来访者中，50% 的人只有创伤后应激障碍，41% 的人有创伤后应激障碍和复杂性创伤后应激障碍的共病，4% 的人只有复杂性创伤后应激障碍。与创伤后应激障碍相比，创伤后应激障碍与复杂性创伤后应激障碍的共病与童年性创伤、成年期性方面的再创伤，以及更严重的抑郁症状相关。与酒精相关的物质成瘾的患者患创伤后应激障碍的风险更高，而与复杂性创伤有关的情况有待临床工作者和研究者评估，对有童年性创伤和再创伤史的患者来说，情况尤其如此（Ford and Smith，2008）。

在物质滥用研究领域，另外两项研究表明，有 1/4 或将近一半的样本人群在解离体验量表（Dissociative Experiences Scale，DES）中的得分很高。德布拉·贝尼舍克（Debra Benishek）和哈丽雅特·瓦霍夫斯基（Harriet Wichowski）（Benishek and Wichowski，2003）请 51 名有物质滥用史的人完成了解离体验量表。他们发现 25% 的人得分为 15 分或更高。

在土耳其的一项研究中（Karadag et al.，2005），样本人群为 104 人，菲根·卡拉达格（Figen Karadag）等人发现 46% 的人在 DES 上的得分高于 30 分（见表 4.1）。

表 4.1　物质滥用患者的解离患病率

研究者	研究总体	样本量	量表	结果
贝尼舍克和瓦霍夫斯基	物质滥用者	51	解离体验量表	25% 的人的得分 >15
卡拉达格等人	物质滥用者	104	解离体验量表、解离性障碍访谈清单和 DSM-4 解离性障碍结构化访谈	46% 的人的得分 >30

在被诊断患有进食障碍的来访者中，有类似的结果。比托等人通过解离体验量表发现（Beato et al.，2003），在人数为 11 人的样本人群中，30.5% 的来访者的得分高于 25 分。

范德·林登等人（van der Linden et al.，1996）对 98 名患有进食障碍的来访者实施了解离问卷（The Dissociation Questionnaire，DIS-Q），发现 12% 的人达到了病理性解离体验的标准。戴尔·格雷乌（Dalle Grave）等人（Grave et al.，1996）也通过解离问卷发现了 22% 的患有进食障碍的来访者（样本量为 106）有严重的解离症状（见表 4.2）。

表 4.2　进食障碍患者的解离患病率

研究者	研究总体	样本量	量表	结果
比托等人	进食障碍患者	118	解离体验量表、罗森伯格自尊量表、体型问卷、进食态度量表 -40	30.5% 的人的得分 >25
戴尔·格雷乌等人	进食障碍患者	106	解离问卷	22.6% 的人有过严重的解离症状
范德·林登等人	进食障碍患者	98	解离问卷	12% 的人有过病理性解离体验

在报告有亲密伴侣暴力（Intimate Partner Violence，IPV）历史的来访者中，康纳斯等人（Connors et al.，2008）在一项多中心研究中报告称，31.6% 的亲密伴侣暴力受害者在 DES 上的得分为 20 分或更高。通过尼尔·G. 沃勒（Niel G. Waller）和科林·A. 罗斯（Colin A. Ross）（Waller and Ross，1997；Waller et al.，1996）研发的 DES-Taxon 量表，他们发现 18.9% 的人出现病理程度的解离症状（见表 4.3）。

表 4.3　亲密伴侣暴力受害者的解离患病率

研究者	研究总体	样本量	量表	结果
康纳斯等人	亲密伴侣暴力受害者	95	解离体验量表、儿童创伤筛查、儿童和青少年创伤历史筛查	31.6% 的人的得分 >20 18.9% 的人的得分 >0.55 这一病理性解离分数（Taxon Score）

斯泰拉·曼塔克斯（Stella Mantakos）（Mantakos，2008）在试图研发解离性伴侣暴力量表（Dissociative Partners Violence Scale，DPVS）的过程中，尝试建立DPVS和病理性解离的相关性。他发现DPVS上的9个项目与DES-Taxon量表之间存在显著的相关性。

马杜·库尔卡尼（Madhur Kulkarni）等人（Kulkarni et al.，2012）研究了去创伤后应激障碍诊所的男性退伍军人。他们发现愤怒和解离可以预测回避、麻木和一般的创伤后应激障碍症状的严重程度。此外，他们观察到仅解离就能预测侵入性的过度唤起症状，并且21.5%的样本的得分高于创伤后应激障碍样本中解离问题的临床分数线。

针对有关各种患者群体的已发表文献的回顾表明，解离性体验在众多诊断组中并不罕见。“过去15年的几项流行病学研究表明，解离性障碍以前可能没有被诊断出来；如果有适当的筛查和诊断工具，人们会得到更高的患病率。”（Foote et al.，2006）

在北美和欧洲（以及土耳其）进行的临床研究中，研究对象包括精神科住院病房、青少年住院病房的人群，以及进食障碍、物质滥用和强迫症的治疗项目中的人群，这些研究发现1%～5%的患者符合DSM-4-R中对解离性身份障碍的诊断标准（International Society for the Study of Trauma and Dissociation，

2011）。

对文献进行简要回顾的目的并不是做到详尽、没有遗漏，而是希望提高人们的认识——解离性障碍在各种患者群体中可能广泛存在。

解离现象的一个特征就是它们被频繁地误诊或根本没有被诊断出来。有些心理健康工作者并不知道解离是什么样的及如何评估。有解离问题的人很少被准确地问诊，这导致治疗不充分或完全失败。有解离问题的人在精神卫生保健系统中耗时3.6～6.8年，平均背负3.2个错误诊断（Madden，2004）。

许多人前来求助时，已经出现了其他心理健康方面的共病。即使是训练有素的临床工作者也很难分辨他们正在经历的各种问题。解离的人经常被视为患有精神分裂症、双相情感障碍或边缘型人格障碍，或者被视为偏执的、抑郁的。通常他们会同时带有几种诊断结果。

创伤后应激障碍的筛查和诊断工具

如何识别创伤后应激障碍

这一节的目标是概述一些筛查和评估工具。为了获得最佳结果，使用者需要通过培训、咨询或督导来了解如何最好地使用这些工具。

ACE研究我在前面已经提到过。它使用的问卷很有名，并且是免费的，作为筛查工具，它很易于执行。它有多种语言版本，是有助于开启一段有关一个人的历史及它如何影响这个人当前行为的对话的有用工具。

症状清单（The Symptom Checklist，SCL-90-R）（Derogatis and Savitz，1999）是一个包含90个项目的自我报告式症状清单，从霍普金斯症状清单（Hopkins Symptom Checklist）演变而来（Derogatis et al.，1974）。SCL-90-R和简明症状量表（Brief Symptom Inventory）及与其匹配的临床评分量表可以形成一套用于评估心理症状和心理困扰的简短测评工具。

这些量表对药物、心理治疗和其他干预方法，对具有临床意义的精神病理学变化和心理困扰水平的变化具有敏感性。这样的特点证明了这些测量工具在筛查和临床结果测量方面的有效性。这些量表有20多种语言版本，并且已经在全球范围内被使用了（Derogatis and Unger，2010）。

洛杉矶症状清单（The Los Angeles Symptom Checklist，LASC）是一个包含43个项目的自我报告式量表，可以用于评估创伤后应激障碍及相关症状。LASC涉及受试者在过去的一个月内存在的问题，这些问题并不一定是某种特定创伤的关键因素。DSM-4 中的创伤后应激障碍的 17 项症状被嵌入了用于评估一般心理困扰的项目中。量表采用 5 点评分，范围为 0 ～ 4，0 代表“没问题”，4 代表“问题很严重”（King et al., 1995）。

创伤后应激障碍检查表 -5（The PTSD Checklist-5，PCL-5）是一个包含 20 个项目的自我报告式量表，可以用于评估 DSM-5 中的创伤后应激障碍的 20 个症状。PCL-5 可以用于监测治疗期间和治疗后的症状变化、筛查人们是否有创伤后应激障碍，以及进行临时的创伤后应激障碍诊断（Weathers et al., 2013）。

解离的筛查和诊断工具

如何识别解离

筛查工具

解离体验量表由夏娃·卡尔森（Eve Carlson）和弗兰克·普特南（Frank Putnam）于 1986 年开发，是一个包含 28 个项目的自我报告式量表，可以用于评估个体出现不同的解离表现的频率。DES的评分方法是先计算总分，再用总分除以28。30分的结果意味着受试者存在解离性问题。45分的结果则表示受试者有解离性身份障碍。

1990年，普特南博士还设计了儿童解离清单。同样是在1990年，朱迪斯·阿姆斯特朗（Judith Armstrong）博士、卡尔森博士和普特南博士（Armstrong et al.，1997）还开发了青少年版解离体验量表（Adolescent-DES）。

DES-Taxon量表包含八个DES分类变量。这些问题可以用于评估解离性障碍，并且大致与马琳·斯坦伯格（Marlene Steinberg）的DSM-4解离性障碍结构化访谈（The Structured Interview for DSM-4 Dissociative Disorder，SCID-D）的五个因素相关，即人格解体、现实解体、失忆、身份混乱和身份转变（Steinberg，1993）。

躯体形式解离问卷-5（Somatoform Dissociation Questionnaire-5，SDQ-5）和躯体形式解离问卷-20（Somatoform Dissociation Questionnaire-20，SDQ-20）都着眼于躯体形式障碍及其与解离的关系。SDQ-5是一种可以用于识别解离性障碍的筛查工具，SDQ-20能够用于评估躯体形式解离的严重程度（SDQ-20包含SDQ-5的项目）。正如作者之一尼仁惠斯指出的那样，SDQ比DES更容易识别躯体形式障碍患者的解离症状

（Nijenhuis et al.，1997）。

诊断工具和结构化访谈

多维解离清单（The Multidimensional Inventory of Dissociation，MID）是保罗·戴尔博士于2006年开发的诊断清单。这是一个自我报告式的纸笔评估，有218个项目，受试者完成清单需要30～50分钟，戴尔博士专门为了研究和评估有创伤后应激障碍、解离和边缘型人格障碍的混合症状的来访者设计了它。它区分了美国、以色列和德国的不同诊断组。它全面地评估了病理性解离的现象学领域和解离性障碍的诊断（Dell，2006）。

结构化临床访谈代表了解离性障碍的最高诊断标准。这些临床访谈只能由经过培训的、有执照的专业人员实施，并且最好有专家或督导师的指导。他们可以在必要的时候帮助监控过程并评估结果。

解离性障碍访谈清单（The Dissociative Disorders Interview Schedule，DDIS）由科林·罗斯（Colin Ross）研发。解离性障碍访谈清单是一个高度结构化的访谈，可以用于对躯体化障碍、边缘型人格障碍、重性抑郁障碍，以及所有解离性障碍的DSM-5诊断。它涉及精神分裂症的阳性症状、解离性身份障碍的次级特征、超感官体验、物质滥用，以及与解离性障碍相关的其他项目。DDIS 通常需要 30 ～ 45 分钟（Ross，1996）。

DSM-4 解离性障碍结构化访谈由马琳·斯坦伯格创建。作为结构化访谈的“黄金标准”，它可以用于诊断身份改变、健忘、现实解体、人格解体和身份混淆。它可以独立评估患有各种精神疾病的人的解离症状，也可以作为成套评估的一部分。SCID-D 包括一份“SCID-D 访谈者指南”，它概述了访谈程序（Steinberg，1993）。

需要注意的是，并非所有的精神和行为症状都是由情绪问题引起的。一些情绪问题是由身体疾病引起的。在假设一切都是心理问题之前，请确保来访者进行了仔细的身体检查，并且医生知道这个人可能遇到的任何情绪问题。一些症状可能源自医生可以医治的病症，如甲状腺功能减退问题引发的抑郁。

历史

来访者曾经历了什么

其实有很多可以用于问诊的筛查和诊断工具，它们很有帮助。但是临床工作者经常面临需要快速做出诊断、即刻制定治疗计划的压力。这通常会导致临床工作者不使用筛查工具或任何类型的正式评估。此外，在一个人的初始访谈中，关键部分之一是治疗师和来访者之间关系的建立，这是良好治疗联盟的开始。由于对治疗速度的要求，治疗师可能发现自己错过了或很少关注来访者生活的各个方面，而仅仅关注这个人呈现的问题。这是很不幸的，因为来访者呈现的问题可能仅仅是冰山一角，还有更多的部分支撑着来访者的问题行为和痛苦。

在《精神病学访谈：实用指南》（*The Psychiatric Interview: A Practical Guide*）中，丹尼尔·卡拉特（Daniel Carlat）将初始访谈的四项任务描述为建立治疗联盟、获得与精神健康相关的数据、开展诊断访谈及与患者协商治疗计划（Carlat，2005）。他谈到治疗师要在第一个小时内与患者一起完成这四项任务（其假设可能是这一过程是持续进行的，但这篇文章中没有明确的说明）。在一本主题类似的较早的书——《加州大学洛杉矶分校精神病学手册》（*The Handbook of Psychiatry, UCLA*）（Guze et al.，1990）中，对初始精神病学评估的表述要全面得多，内容涉及患者的主观信息及通过观察患者获得的客观信息。以精神疾病史为例，精神科医生被告知要问询患者的以下信息：患者的就诊问题、既往精神问题、家族精神问题、患者和家属的疾病史、任何药物或酒精滥用史、职业生涯，以及社交和发展史。评估并不仅限于一次会谈，临床工作者可以根据需要而定。

这两位作者似乎有相同的目的，这两本手册的变化只是呈现了作者和目标受众的现状。然而，这也可以被认为反映了过去几十年来患者可获得的整体治疗状况的转变。对于有复杂性创伤和解离问题的来访者来说，诊断和治疗的进程过快不利于他们的疗愈；在短时间内，东西太多导致它们无法被全面覆盖，临床工作者无法理解来访者困境的复杂性，这些都会影响治疗效果。

治疗师需要相当多的额外时间才能了解治疗中的创伤来访者的全貌。在治疗初期，许多人只会分享一点点，当被问及历史时，他们可能只会给出部分内容。这是可以理解的，毕竟时间有限，来访者和治疗师还未建立关系，有些信息可能过于敏感、不好分享。采集历史的过程在整个治疗过程中持续进行。基于在初期打好的基础，随着时间的推移，当来访者回忆起更多的事情，并感到足够安全、愿意分享时，越来越多的历史得以被了解。

花时间去了解坐在你对面的人，把这当作评估他们人际互动风格的渠道，这可以为进入他们的世界提供丰富的视角。

询问这个人的历史，从他出生时的家庭背景、出生的情况，早年、青春期的情况，到现在的情况；记下缺失的部分，它们可能会在以后被自然而然地补充上，或者提示这个时间段的记忆出于某种原因被阻断了。

鉴于创伤幸存者的记忆往往有缺口，治疗师在一开始通常无法获得完整的历史。这些记忆中的缺口本身就是发现过程中一个有趣的部分。一种温和的好奇心，辅以支持性的、不让对方蒙羞的立场，可以使治疗师和来访者能够合作，共同探究为什么会有这样的缺口、这样的缺口可能有什么意义，以及如今的记忆中是否存在相似的缺口。

仔细留意家庭的运作方式和不同家庭成员扮演的角色。家庭内部有哪些规则和潜规则？有哪些被这些规则支配的行为？这些角色和关系的风格是否与来访者在当下体验到的其他人际关系相对应？此外，这些角色和关系模式是否延续到了当前的治疗关系或过去的治疗关系中？

在原生家庭中，愤怒是如何被表达和控制的？谁（如果有的话）被允许生气？其他家庭成员如何回应这个人的愤怒？来访者当时能够表达愤怒吗？他们现在是否能够这样做？如果答案是可以，他们是如何做到的？

在家庭中，其他情绪是如何得到表达或被拒绝的？某个人的情绪状态比其他人更重要吗？家庭成员或来访者是否需要安抚某个家庭成员？孩子们被允许生气、悲伤、害怕吗？还是孩子们被告知他们需要保持安静或停止哭泣？

同样，权力在原生家庭中是如何得到体现的？父母是否以合作的方式分享权力？他们是否互相争斗、相互伤害？他们是鼓励孩子发声，还是扼杀孩子坚持自己需求的任何尝试？家庭成员如何协商他们的需求和欲望？孩子们是否得到了适合其年龄的家务和选择？他们各自被认为应该对什么负责？

询问家庭中存在什么形式的管教。如果来访者做了一些家庭成员认为错误的事情，如打破了家庭关于行为、情感、性或责任的规则，他会得到什么？所有这些心理上的条件反射都会在一定程度上出现在治疗中。例如，如果家人从未讨论过性，并且对任何提及性的行为都感到羞耻，那么来访者可能会将这种犹豫和羞耻倾向带入治疗室。或者，作为对家庭立场的反应，来访者可能会采取叛逆的态度，并将谈论性作为治疗的重要议题。

了解家庭的规则，以及这些规则被打破后孩子面临的后果可以帮助治疗师预测这一点——来访者为了获得自由而打破那些不正常的规则后，会有哪些潜在的反应。这有助于治疗师为预期中的强烈反应做好准备，并为来访者提供承受强烈反弹所需的知识，直到它减少并停止对来访者的控制。

在询问个人史时，请注意人们的以下回答。

- “我不记得。”

- “我不记得 × 岁以前的事。”
- 非常模糊的回答。
- 过于理想化的回答。
- 完全的回避，不管是通过语言表达的回避还是通过行为表达的回避。
- 被抛弃、忽视的历史，以及身体、性或情感上的虐待史。
- 非常不稳定的早年生活（亲近的人的死亡、战争、住院等）。
- 医疗创伤，尤其是早年的医疗创伤。

当一个人说“我不记得”时，记得查看这句话是什么意思。在某些情况下，这表示这个人还未停下来思考他的过去，所以记忆没有被立即调取。在这些情况下，询问一些外部因素，例如，他生活的地方是小镇还是城市、他是和一家人一起生活还是和家庭以外的其他人待在一起、他有兄弟姐妹还是没有，以及他在哪里上学。通常，人们记得这样的信息，当他们回忆起这些时，过去的其他记忆可能也会被唤起。他们会发现其实自己记得很多。相比之下，那些说他们不记得的人可能知道他们生活中的一些外部因素，但通常可以帮助他们记住更多东西的联想似乎并不存在，或者以非线性的方式出现，像缺乏连贯性的零零碎碎的东西。在治疗初期，这幅未知的拼图值得注意。除了留意来访者回答这个问题时的言语信息，治疗师还要留意这个人的肢体语言，以及自己内心的共鸣情绪。所有这些信息都有助于还原来访者的生活。

如果来访者说“我不记得在 × 岁之前的任何事情”，那么一个相当明显的问题是，“在那个时间点发生了什么？”。可能有某种决定性的事件划分了知道与不知道的界限。它可能是一次搬家、一起死亡、一次来自自己或他人的创伤。这个时间点可能是这个人失去希望的点，或者开始寄希望于更好的境况的点，也可能是这个人做出某种决断或在自我内部做出某种改变的时刻。对于有解离性障碍的人来说，这可能是目前在和你谈话的这一人格出现的时间点——在此之前这个部分还没有控制这个人。

模糊的回答可能基于多种原因，从不感兴趣，到敌对地隐瞒信息，从无法记住，到害怕分享太多自己记住的东西，从对治疗师或治疗缺乏信任，到害怕感受到对治疗师产生的强烈依恋，或者无数的其他原因。请记下哪些信息是被分享的、哪些区域是相对空白的，并去探索未知的体验。对于来访者来说，无法回忆这一部分的历史让他有何感受？记忆中有这样一个缺口对来访者意味着什么？

有时，来访者会讲述一个理想化的童年。人际关系，尤其是亲子关系，充满了过失和失望的过程，但也有成功和庆贺的时刻。健康的关系包括接纳他人的弱点和理解人性。可能会有多种理由让一个人美化自己的家庭，例如，对家庭的忠诚；他认为一旦问题被承认，自己就不能将家庭看作良好且健康的；或者他缺乏清晰地表达可能存在的问题的能力。人们可以在拥有非常好的家庭的同时，仍然有需要处理的童年时期的问题。还有一些情况是，孩子并没有直接经历创伤，但是他们的父母曾经生活得非常艰辛，如大屠杀的幸存者。在这种情况下，孩子会被父母的历史影响，这种影响可能是表观遗传学因素引发的，也可能是创伤引起的父母行为的变化引发的。

如果一个来访者完全回避谈论过去，要么说他不会去谈论，要么总是把话题岔开，那么可以肯定的是一定有什么原因使这个话题成了禁区。然而，我们不能假设这背后的原因是什么。保持模棱两可和不知道的态度会令人很难受，但这总好过编造一个来访者从未说过的故事。

规则是，如果治疗师对这个人的某些事不知道，那就是不知道，治疗师需要保持开放，直到来访者自己把这段历史填补上。忍受模棱两可也是一种技能，治疗师通过允许未知的事情保持未知、从容不迫地与来访者站在不确定性中来示范这种技能。

虽然在被抛弃的经历中，身体、性或情感方面的虐待史是非常具有挑战性的，但这其中最棘手的是被忽视的经历。缺乏人际联结带来的痛苦是深刻的，而且来自缺失的痛苦比被动遭受什么的痛苦更难以描述。对婴儿来说，忽视会使他们无法茁壮成长，这是一种生死攸关的状况；对稍大一些的儿童来说，缺乏足够的关注会使身体和情感发育迟缓。一个人注定要与他人建立关系。我们是社会性生物，当我们完全靠自己时，我们做得一点也不好。

早年的极其不稳定的生活，无论其原因是亲人的死亡、战争、住院治疗，还是其他人们无法控制的情况，都可能导致婴幼儿出现问题。亲人的死亡会影响一个怀孕的女人，进而影响婴儿的经历。这不是任何人的错，天地不仁，人在没有遭遇任何蓄意伤害的情况下也会受伤。那些被卷入战争的人也会受到悲剧性的影响。

医疗创伤可以产生持久的情感影响，特别是在早年。医生使用的医疗手段既是必要的，又是令人痛苦的。有时父母会参与进来帮助完成这些医疗程序，这导致孩子需要向为了他好但又造成了他的痛苦的人寻求安慰。这对父母和孩子来说都是很糟糕的经历。但是成年人对于手术的必要性是理解的，而孩子可能因为年龄太小而无法理解。面对痛苦及与父母亲近的渴望，解离过程可能会发生在这样的孩子身上——他们尝试将两者分开。

为了茁壮成长，婴幼儿需要能感觉到有人一直在那里看着他们、照顾他们。看护和关怀不必完美，但确实得是合宜、真诚、一致且温暖的。无论是什么破坏了这种充满关爱的联结，孩子都会受到影响。破坏越严重，影响越大。

解离的非正式评估

正式的评估工具在帮助诊断复杂性创伤后应激障碍或解离性障碍方面非常有价值。然而，治疗师通常不会定期使用这些筛查工具，除非他们觉得有必要这样做。在治疗的初期，关注来访者和临床工作者之间的关系，并与对方建立真正的联结，有助于创造一种环境——来访者在这种环境中得以认识自己和治疗师。在健康、同频、安全的治疗关系中，来访者愿意且能够分享以前因感到不安全而不去分享的信息。只有这样，发展中的障碍才能被查明并得到解决。

治疗师在与解离来访者工作时，有几种常见的体验。这些体验往往是对来访者体验的反映，是在来访者面前产生的，来访者的状态微妙地转移到了治疗师身上。有时这看起来像一种躯体移情，有时这是一种在治疗关系中出现的重演体验。如果治疗师还没有做过完整的评估，那么其中任何一种体验都提示针对解离问题进行评估是有帮助的。以下描述是治疗师可能会有的体验，特别是在与遭受创伤的来访者合作的早期阶段。

困惑。解离会破坏线性思考和情绪的连贯性。解离的人可能会没来由地从一个主题转到另一个主题，或者从一种情绪状态转到另一种情绪状态。治疗师可能无法理解他此刻的状态。他可能也不会以预期的方式做出回应，这使治疗师对这个人身上正在发生什么或诊断可能是什么感到困惑。治疗师如果开始有这样的想法——“我不知道发生了什么”，或者“这个人是谁”，可能就到该对解离进行正式的评估的时候了。

会面时昏昏欲睡。有时治疗师在治疗时会犯困，但他们通常知道原因，比如，睡眠不足、中午吃得太饱，或者压力或药物的影响。然而，有些时候，治疗师只在会见某些来访者时感到非常困倦，而且他们找不到任何源于自身的导致困倦的原因。这时，他们需要考虑来访者可能正在解离，只有某些部分待在房间里，其他部分缺席了。这种很难保持清醒的感觉可能反映了来访者正在艰难地保留自己的意识。有时，来访者一边积极地与治疗师接触，一边阻断一些对未提及事情的强烈情绪。如果治疗师感到来访者隐瞒了某些事（这可能是导致困倦的原因），治疗师可以问来访者：“我们现在没有谈论的是什么？”这种干预措施对很多情况都有用。它可以打开一扇大门，让人们看到存在于房间内却未被谈及的内容。如果来访者能够分享他隐瞒的内容，就不会有人感到困倦了。

进入恍惚状态——一种在梦境中的感觉。与正在解离的人坐在一起可能使咨询师开始感觉自己处在一种变异的意识状态中。治疗师需要留意任何意识漂浮或出神的感觉。这可能表明来访者正在以某种方式放空或离开现实。

发现来访者的情绪支离破碎。治疗师感觉来访者的个人观点在整个咨询过程中不断变化。他在描述一个事件时可能会从谨慎、小心转到情绪充沛，从生硬地叙述转到悲愤交加地倾吐，然后再回来。当被问及对自己状态转变的想法时，他可能反馈说自己没意识到，也可能会说自己感觉很“乱”，或者感觉自己失控了，不知道自己为什么会说那些话。

发现来访者会带入不同的人格。同样，来访者也会转换与治疗师的相处风格。就像创伤后应激障碍涉及的过度唤起和唤起不足之间的波动一样，来访者可能会在治疗过程中从一个积极参与者，转变为易怒、充满戒备的对手，然后再转变为一个艰难地保持清醒和参与的人。其行为模式也会发生转变，例如，在脆弱之后变得疏离，在攻击过后妥协、讨好。多种行为模式交替出现可能是来访者在分享令其变得脆弱的信息的同时保护自己的唯一方式。来访者呈现的变化使治疗关系如牛负重，也标志着治疗师需要对复杂性创伤和解离性障碍的存在进行更彻底的筛查。

有解离问题的人有可能唤起治疗师相互冲突的情绪、看法和反应，这也映照出他们内部不同的感知和体验。他们可能显得年轻又脆弱，或者充满敌意，或者以微妙的或令人震惊的公开方式表现出冷漠和疏离。治疗师可能难以跟踪变化，在治疗过程中感到不踏实——不确定发生了什么、如何跟上来访者，以及如何制订符合来访者需求的治疗计划。来访者的需求不断变化。

在治疗关系中，治疗师有可能感到自己被牵着去拯救来访者或者在被来访者拯救，也有可能感到自己似乎在虐待来访者。这些都是卡普曼三角（Karpman's Triangle）的重现。对于患有解离性障碍的人来说，卡普曼三角理论中的不同角色可能会在这个人的不同方面再现（我们将在第 6 章进一步讨论卡普曼三角理论和其他形式的角色驱动的行为和人际关系）。

有复杂性创伤和解离问题的人可能有明显的情绪失调问题，并且更容易出现情绪失衡。这方面的一个例子是，当一个表现得非常拘束、缺乏情感的来访者被温柔地问及她抽搐的脚时，她完全进入了闪回状态，最后以胎儿的姿势蜷缩在地板上。

来访者可能无法记得每次见面的内容，对治疗的进程不清不楚。这种体验有时可以被描述为感觉自己每次进入治疗室时都像个新人。当被问及上一次会谈的内容时，来访者可能根本不记得，或者只记得很少的一部分。来访者也可能会错过当前会谈的部分内容；他在困惑中停了下来，无法恢复他的思路，或者在会谈期间或会谈结束时突然回过神来，不知道发生了什么。

治疗师要么感到无聊，要么感到不知所措，两者的标志是危机和“系统关闭”的交替出现——治疗师感觉治疗要么平淡无物，要么波涛汹涌，来访者不能保持内容或情感的均衡呈现。

回忆和否认就像在玩“鬼抓人”——“这一切都是我编造的，我是个骗子”。紧接着是闪回，然后又是否认，人会进入一种重复的模式。对于一些来访者来说，这种切换是他们唯一知道的可以让他们在面对现实时得以喘息的方法。他们在否认虐待行为，这种策略曾经被施虐者用在他们身上，而现在他们自己在使用这种策略。对于这些来访者来说，学会说“我需要休息一下”可以降低在回忆和否认之间来回切换的频率。

当治疗师观察到这些在注意力、表现或语言上完全相反的转变时，非常重要的一点是带着一种真诚、非评判的好奇心询问这些现象。创伤幸存者，由于曾经生活在羞耻和责备当中，会很容易感到羞耻和失败。因此，温和的好奇心必须与对来访者的局限及其前进的意愿的接纳相结合。

当治疗中出现以上任何一种情况时，对来访者做正式的评估可能会有所帮助。评估会增强治疗过程，使来访者有机会在一个开放、充满接纳的环境中分享他的内部现实。

Part 2

第 2 部分

走出创伤

第 5 章
Chapter

治疗的三阶段模型及各阶段的任务

与遭受复杂性创伤且有解离症状的来访者工作就像是进行老式杂耍表演——转盘表演。面对一排直立着的、1.8 米高的木杆，表演者把盘子放在第一根木杆上，然后开始转动盘子。当盘子旋转得足够快时，它就会在木杆上保持平衡，这时表演者再将第二个盘子放到下一个木杆上。当有 2 ～ 3 个盘子同时在相应的木杆上快速转动时，表演者会回到第一个木杆处，轻轻地摇动木杆，使盘子保持合适的转速。如此这般，表演者可能会为这排摇摇欲坠的转盘再增加一个或两个盘子。然后他会来回跑动，摇动木杆，避免盘子的转速过低，并使其保持平衡。表演者像这样在放置新盘和保持旧盘平衡之间往返，关注着每一个旋转的瓷盘，直到每一个的木杆顶端都放上旋转的盘子。

同样，虽然我们将治疗描述为包含三个阶段的治疗过程，但是来访者在开始处理第二阶段的治疗任务时，永远不会丢下第一阶段的治疗主题。人们在已经进入第三阶段，开始完成第三阶段的目标时，通常会发现自己还会返回来处理第一阶段和第二阶段的治疗任务。回应遭遇创伤的来访者复杂的需求和层出不穷的新问题就像是跳一段复杂的舞蹈，仅仅将创伤治疗描述为一个非线性的过程并不足以形容这场舞蹈的复杂性。

创伤治疗最好分阶段进行：幸存者从建立安全性和稳定性开始，经历回忆和哀悼，最后完成创伤的整合并在这个世界中实现真实的自我（Herman，1997）。在现实中，这些所谓的"阶段"更像是治疗进程中治疗师和来访者需要随时处理的各个方面。在治疗的开端，治疗师最好尽可能地专注于建立稳定性，帮助来访者平静下来，这会为来访者之后有意识地面对创伤进行更深入的工作打下坚实的基础。此外，在建立安全性和稳定性的工作中，来访者会学到有助于处理创伤性内容的技巧，促使治疗更加快速、有效地进行。"一步一步慢慢来，你反而到达得比较快。"（Kluft，1993）来访者在第一阶段学到的技巧使其能更轻松地应对第二阶段、更少地被生活的各个领域干扰、获得更强的掌控感。如果没有安全性和稳定性技巧，治疗会变得不稳定，并且有可能造成二次创伤。在治疗的第三阶段，随着问题逐步得到解决，自我不断成长，创伤的整合和真实自我的表达会在治疗过程中时不时地出现，并且自然而然地成为治疗快结束时的关注点。

人们通常会在身陷危机时前来求助。治疗师需要立即处理危机，这至关重要。这时，治疗师需要在处理危机的同时教给人们一些技巧和知识，在一般情况下，这些技巧和知识需要他们在第一阶段学习，比如，简单的情绪着陆技巧、认知行为技巧、心理知识和调整身心节奏的技巧。在进行危机处理时，这些技巧治疗师都可以教授。来访者最好能在处理压倒性情绪前掌握这些技巧，但是在平复的过程中学习这些仍然是重要且有帮助的。

治疗的这三个方面是相互交织的。稳定性为人们提供了面对创伤的空间和能力，从而使创伤能够成为连贯叙述的一部分。在解决了一个创伤之后，人们往往更愿意承认和面对他们生活中的其他创伤。因此，有复杂性创伤的人可能会发现，一旦他们感受到治愈和整合一个创伤带来的解脱感，他们就会自动地想去，或者需要去疗愈其他创伤。

在解离系统中，一个人的一部分处理的创伤需要被整个系统承认和整合。有时这很容易发生——这个人的不同部分见证了工作，并且怀着某种共同意识跟进了整个过程。在这种情况下，解离的部分可能实际上给予了治疗工作支持和协助。在更严重的分裂系统中，可能存在记忆缺失的问题，治疗中的部分和其他部分之间可能存在情感上的障碍，这会导致治疗需要更长的时间。在此过程中，这些部分将被认识；这个人通过必要的治疗和引导使解离系统的各个部分开始具有共同意识、与彼此合作，最终实现最大限度的整合。

对于解离的来访者来说，治疗的各个方面往往是同时进行的。即便如此，先强调稳定性、再强调治疗的其他方面也是有帮助的。有的时候，系统的某些部分可能会出现在闪回中，或者认为修复创伤的唯一方法是再现最初的痛苦。当这些事情发生时，这个人的另一个部分可能会介入，为情绪踩下刹车。为了组织这个过程，来访者可能会直接表达自己需要慢下来的需求，或者通过迟到或不来赴约等间接的方式来达到目的。终止过程也可以这样发生——保护性的分身出现在治疗中，告诉治疗师停下来（有时是以理性的方式，有时是以恐慌或愤怒的方式）。在另一些人中，自救者的部分或自救功能可能会介入，让治疗师知道停下来很重要。当治疗进行得太快或太激烈时，来访者有许多自我调节的方法。在这些时候，我们应该感谢使治疗放慢节奏或停止的那个部分——当内心出现问题时，这个部分想出了一个信号，并且向治疗师示意。这就建立了一种合作的感觉，并且有助于将治疗保持在来访者的容纳窗口之内。

创伤治疗被描述为一个三阶段模式，这让人们误以为创伤治疗是一个线性过程。事实上，创伤治疗是非线性的。我们可以回到之前的比喻——创伤治疗过程就像表演者在木杆上转盘子，为了使所有的盘子不坠落，人们需要根据当时的需要，依次摇动每一个盘子，使所有的盘子继续转动。

第一阶段：安全性和稳定性

建立目标、框架和合作的关系

一种治疗方法的价值与它被应用时的关系背景密不可分（Norcross，2011）。

除了来访者的个人资源和真实、可靠的改变动机，预测成长和疗愈的最重要因素是治疗关系的强度和质量。这种治疗联盟是治疗师通过出色的人际关系技巧和一种诚心接纳的接触方式与来访者建立起来的。治疗师通过充满共情的、非评判性的、开放的好奇心创造了一种深刻的接纳感。当来访者感到治疗师真诚地关心他们，并且希望与他们合作时，他们就会更愿意参与，并且感到被赋予了参与的能力。

建立治疗联盟就是建立一种依恋，即一种二元关系。在这种情况下，依恋源于治疗师和来访者之间的互惠行为。在这个彼此逐渐心领神会的过程中，两个人相互认识、相互诱发、相互回应。治疗师会尽他最大的努力做到这一点，他在向来访者示范，也在向来访者传授什么是健康的依恋，以及健康的依恋是如何成为健康关系的基础的。

创造安全性和稳定性以支持创伤恢复工作的最初任务是定义治疗关系，即将治疗关系定义为一个安全的环境，双方在这个环境中去面对和探索有问题的情感、记忆和关系。

安全地带的建立从治疗师与来访者接触的第一刻开始，是一个合作的过程，来访者作为伙伴参与确定治疗的目标，同时理解并设定参与的准则。治疗师与来访者合作，明确什么是健康的治疗边界，以及如何谈论治疗师或来访者在治疗中可能出现的任何困难。卡罗尔·梅休（Carol Mayhew）（Connors and Mayhew，2006）将设定边界的目的描述为创造一个双方可以安全交流的“洽谈空间”。她指出，好的边界是一致的、可预测的，它既不过于死板，也不过于易变。在所有的人际关系中，应对不断变化的需求和情况所需的共情灵活性与对稳定性和确定性的渴望应保持平衡。从一开始，来访者就应该被授权表达他们的期望和需求。随着治疗过程的进行，治疗师要和来访者一起界定、完善边界和期望。

带着复杂性创伤或解离问题前来寻求帮助的人经常很难以一种有效的方式说明他们的需求。在创伤情境下，他们的需求显得无足轻重，而且他们对正在发生的事情没有发言权。在治疗中，有关他们的需求和发言权的问题都会在治疗开始时得到及时的处理。来访者和治疗师需要尽可能地齐心协力。双方都需要了解和遵守的规则会被清楚地阐述出来。大多数治疗师的原始治疗协议的内容包括关于保密的规则和有关治疗师何时必须分享来访者信息的法律规定。大多数治疗协议中还包括关于治疗师可用性的信息、付款规则、治疗室或机构规则、相关的合规性文件，其中最好还有关于治疗师的执业遗嘱，这份文件能让来访者知道如果治疗师残疾或死亡，治疗记录将被如何处理（Frankel，2015）。

在治疗开始时，双方还需要就这一点达成共识——从任何一方意识到治疗师和来访者之间的问题开始，这些问题需要在治疗中尽快得到处理。这就把治疗师和来访者之间的关系摆在了桌面上，双方可以在必要时对其进行讨论；这也让治疗师有机会与来访者分享这一点的重要性。未得到解决的问题会使治疗脱轨，而发现和解决这些问题则会为治疗带来不可估量的益处。

虐待越严重，治疗边界受到的影响就越大，双方需要讨论边界的时候就越多，有时治疗师还需要对边界稍作修改。在大多数情况下，治疗边界可能需要变得宽松一些，以适应来访者的痛苦、满足他的需要。然而，在某些情况下，治疗师可能会使治疗边界变得更加严格，以试图克制来访者的渴求。研究表明，在治疗患有解离性障碍的人时，治疗师有修改执业边界的明显趋势（Sachs，2013）。

例如，每周一次的治疗可以在一段时间内变成每周两次，甚至每天一次，以解决急性危机、避免住院治疗。然而，在危机过后，治疗的频率应该降低，回到这个人和治疗师的常态。个人和机构的规定可能说明了什么级别的照顾是可能的；此外，治疗师需要在治疗刚开始时将自己的局限性说清楚。

创造安全性

治疗中的安全性包括来访者和治疗师在情感上和身体上的安全。“不造成伤害”是每个人都需要尽其所能遵守的原则。对于一些来访者来说，这可能非常困难。自我伤害和其他不健康或危险的行为可能是来访者知道的处理某些问题的唯一方式，而且学习消除这些伤害行为的技能可能需要一段时间。把自己从成瘾中解救出来需要时间，学习以非反应性的方式处理情绪也需要时间。治疗将同时涉及减少伤害（Harm-reduction）的策略和对破坏治疗的各种行为的限制。

虽然大多数治疗师明确指出，在治疗中伤人行为是不可接受的、来访者不得破坏治疗室的物品，但是讽刺的是，一些来访者会故意打碎治疗室里的东西，以便自己能被送走。他们这样做是因为他们没有其他的办法让治疗师知道他们无法忍受继续待在治疗当中。这时，有帮助的是，治疗师让来访者知道，当治疗对于他们来说太困难时，将这些告知治疗师是可以接受的，并且是个好主意。工作的节奏可以放缓，工作的方向也可以改变，以便来访者继续接受治疗，并在治疗中感到治疗颇有成效而不是被治疗压垮。

在治疗关系中建立安全性的一个重要方面是强调“我”与“你”的相互性，即对彼此的深刻尊重。很多时候，期望只是被简单地传递给了来访者，以便来访者了解到他在治疗中应该如何表现，以及他可以做什么、不可以做什么。这可以被看作又一个权威人物下发的一套需要被遵循（和挑战）的规则。一个更具合作性的方式是，让期望从相互尊重的对话中产生，让它同时适用于来访者和治疗师，让它成为两个人之间的行为契约，让事情按照两个人想象的进行。随着治疗的进行，期望可能发生变化，两个人都可以就已发生变化的需要以及如何以双方都满意的方式管理这些变化发起对话。

澄清这些期望是两个人互相尊重的体现——他们尊重他们一起做的宝贵工作，并最终尊重他们自己。

为了处理困难的内容，治疗师和来访者之间需要有一种充满深刻的尊重和安全感的氛围。这体现在以下的期望中。

- 来访者不会破坏治疗师的任何物品或以其他方式弄乱治疗师的办公室。
- 来访者不会伤害其他人。
- 来访者不会伤害自己。
- 来访者不会伤害 ×××（治疗师的名字）。

- 治疗师不会破坏来访者的任何物品。
- 治疗师不会伤害其他人。
- 治疗师不会伤害自己。
- 治疗师不会伤害 ×××（来访者的名字）。

创造稳定性——合作、沟通、安抚和涵容

合作、沟通

创造一个安全、稳定的环境涉及创造合作、沟通、安抚和涵容。这些对于创建一个有利于曾遭受复杂性创伤的来访者的疗愈环境至关重要；对于有解离问题的人来说，他们对这些东西的需求甚至更加明显。其中的每一个都是从治疗师和来访者之间的第一次接触开始的，治疗师要不断地建立合作沟通的模式，这既是安抚，也是涵容。情境改变治疗中心（the Center for Contextual Change）的玛丽·乔·巴雷特（Mary Jo Barrett）将治疗描述为“从头到尾的合作过程”。治疗师和来访者一起建立目标、框架和合作的关系（Barrett and Fish，2014）。

面对有解离问题的来访者，治疗师可能需要进行多次“第一次的接触”，因为这样的来访者通常有多个部分。无论这些部分最初的表现如何，治疗师都要真诚地与每个部分打招呼并与之建立联系。对于治疗师来说，继续保持对整个人的关注是

至关重要的。也许这个人在处理单次创伤，带着“创伤之前”和“创伤之后”的自我感，也许这个人在处理持续的创伤，没有一致的自我感，无论如何，来访者都是一个人，治疗师需要牢记这一现实。

在来访者内部，挑战在于如何将各个部分聚合到一起，并找回或创造一个统一的自我意识。要做到这一点，来访者需要学习如何在自我内部进行沟通和合作。为了做到这一点，这个人需要处在一个放松的环境中，以便卸下防御，处理困难的内容。治疗师在场见证来访者的旅程也是至关重要的。创伤往往让人感到非常孤独——人们感到自己被孤立了，因此，如果有个人可以看到他们，可以理解、关心他们，这对他们的疗愈有很大的帮助。

在治疗初期，治疗师需要有一种开放的态度，允许来访者表达内心的断裂感，以及他们的真实反应。在这个框架内讨论来访者的体验、看到和认可他们的体验而不是评判或要求他们接受或承认其他部分一般是建立一种安全的沟通方式的第一步。

人们想远离他们的创伤，这很常见，他们希望它就这样消失。他们有可能通过否认或自我厌恶来做到这一点。有些人试图通过酒精、自我伤害或其他他们能够找到的、觉得可能缓解其痛苦和绝望的方式来摆脱自己的过去。他们常常憎恨、害怕自己的脆弱。在一开始，倾听来访者的感受、尝试理解他们为什么会有这种感觉比尝试改变这种感觉更有帮助。倾听回避行为背后的动机有助于治疗师和来访者学会更好地在分裂的内部架起一座桥梁。

人们需要在分裂的系统内建立合作——无论是创伤性体验和意识之间的分裂，还是自我内部的分裂，分裂的部分之间需要进行沟通。就那些出现有限的解离性防御、遭受复杂性创伤的来访者而言，这可能指在人们想得到疗愈的愿望和阻碍疗愈的内部障碍之间创造一种意识。例如，创伤中最困难的部分可能是无能为力的感觉，如果来访者能说出这种感觉，并且这种感觉能被认可，这种感觉会更容易得到解决。

充满共情地留意回避或分心的模式是有帮助的。当幸存者的防御被意识化之后，他们会自动地感到自己暴露了，会感到羞耻，就好像它们是缺陷——事实上，它们是他们的保护动作。当创伤性材料开始浮出水面时，来访者也可能产生羞耻感。因此，在整个治疗过程中，治疗师需要教授和示范安抚和涵容技能（containment skills）。

意识上的分裂可以保护一个人不被难以忍受的情绪和信息淹没。它们也有助于人们将不可调和的体验分开。它们使人们在面对虐待时，不至于因背叛和孤独崩溃。我常常听到遭受虐待的幸存者描述他们在虐待开始时的震惊，那种绝望的感觉带着这样的信息和体验——“这不可能发生，这不会发生在我身上，我不可能经历这些，我不在这里，我现在在天花板上（或窗外等），而这一切正发生在下面的他（或她）身上”。当虐待事件发生后，家人或其他人都在否认，就好像什么都没有发生过一样，分裂因此变得更加深刻。幸存者可能有一种超现实的感觉，他对自己的现实失去了信心，内部和外部脱节的感觉更强烈了。

由于在功能失调的家庭中长大、需要应对混乱的照料者的多种相互冲突的要求，或者辗转于多个战区服役，有复杂性创伤后应激障碍的来访者没有能力处理同时持有两种或更多相互冲突的感觉带来的挑战。他们的容纳窗口往往更窄，他们需要学习如何一步一步地处理他们强烈的情绪。有一个人在场见证他们的体验有助于他们在不得不忍受的现实中立足。

认可来访者的感受和对经历的主观感觉并不等于确认来访者的历史。这很少是治疗师的工作，这也不是倾听和见证的重点。关键是倾听来访者的体验，以及他是如何被影响的，然后与来访者一起工作，帮助他从这种影响中走出来。从尊重幸存者为了生存形成的必要的分裂到支持幸存者形成一种能力——一种容忍不断扩展的相互冲突的想法、感受和感知并加以探索的能力，这是一个过程。

对于有着更缜密、更复杂的解离部分的来访者来说，这在最初表现为一种“穿梭外交”的形式，即治疗师与不同的自我状态交谈，在每一种自我状态出现的时候倾听他们。在适当的时候，治疗师开始帮助来访者意识到自我的不同方面持有的观点，并温和地评估来访者是否准备好探索和承认这些不同的想法和感受。渐渐地，对分裂的需求减弱了，来访者不再需要对他已知的东西不明所以，而且这个人学会了持有相互冲突的感觉，如对施虐者爱恨交加。

要让自我的不同部分参与讨论，治疗师需要非常敏锐和机智。患有复杂性创伤后应激障碍的来访者可能更愿意谈论他的愤怒，而不是伴随着创伤的恐惧或羞耻感。在解离系统中（例如，解离性身份障碍或其他特定类型解离性障碍），自我的某些部分往往被“排除在外”，以防止“他们”被创伤性内容或高强度的冲突淹没。通常，这些部分是外表正常人格或者“宿主”。谨慎地让这部分自我参与到治疗过程中是非常重要的，所以治疗师需要注意，自我的一个或多个部分有可能影响整体的治疗节奏，从而对整个人造成伤害。让这些自我状态参与讨论——包括那些可能想推动治疗进程的部分和那些可能通过“保守秘密”阻挠治疗的部分——可以让这个人更多地参与到对治疗目标和过程的讨论中。与治疗师的对话为来访者提供了一个模板、一种宝贵的经历，让来访者体验到了如何在解离系统中建立积极沟通的模式，这有助于来访者建立一个相互合作的内在社区。

不同的自我状态是整体中的解离部分，因此从认识外在的、具体的交流方式转向认识自我的内在状态是一个重要的目标。这个过程的中间步骤包括从与治疗师的外部交流或书面交流转向内部形式的交流，如内部的电话沟通、有关会议和小组讨论的想象。在这个过程的后期，治疗师可以让来访者“扣问内心”“靠直觉倾听”，或者来到一个外表正常人格能够想象情绪人格的潜在感受的地方。如果来访者的解离系统尚未被明确地划分为外表正常人格和情绪人格，治疗师可以问他是否可以命名他最难面对的感受，以及为何探索它们如此艰难。

遭受创伤的人在建立内部合作时面临的常见困难之一是被置于双重束缚之中。如果一个人面对两种选择，但没有任何一种选择是可以接受的，那么这就是双重束缚。例如，孩子可能需要先失去自己才能继续依恋虐待他们的父母；如果他们为了保护自己而跳出原来的圈子，他们就会被父母抛弃。这是一个必输的局面。

格雷戈里·贝特森（Bateson et al.，1956）将此描述为经典的“双重束缚理论”。要承认一方，个体显然需要否认另一方。

然而，在双重束缚下，两者都不能被否认，也都不能被完全地接纳。一旦来访者掉入这个陷阱，他既不能离开（逃离）冲突，也不能作为一个完整的个体去谈论或观察冲突。

双重束缚也可能表现为一种选择的幻觉。在这种情况下，来访者被告知他可以在两个或更多的选项中选择。然而，所有的选项都很糟糕，而且来访者没有说“不”的选项。这是另一种必输的局面。来访者被迫做出的“选择”其实不是选择，这会导致来访者承担一种其实并不存在的责任。施虐者明确地说或暗示是受害者“让他这样做的”，这使受害者处于必输的境地——承认个人权力就意味着承认施虐者无力反抗（即受害者是责任人）；承认施虐者真的拥有权力就是承认一个人自身的无力。通常，受害者会承担起虚假的责任，而不是承认自己无力阻止虐待发生的现实。

对患有解离性身份障碍的来访者来说，冲突是通过相互分离的自我状态表现出来的，比如，一部分自我爱着施虐者，另一部分自我恨着施虐者。不同的自我状态既不能相互承认，也不能相互合作，否则整个内部社区就有被压垮的风险。在高度冲突的“系统”中，自我状态似乎处在战争当中，如果“他们”认可一个与原观点相对立的观点，社区或其他自我状态就会受到威胁。可能有一些分身对父母感到依恋，而另一些分身则脱离了父母以保存自我。这两个分身（或两组分身）通常与彼此非常疏远，甚至可能“憎恨”对方——这有助于使“他们”保持分离，这样“他们”就可以继续处理一个难以维持的局面。

充分认识和接触来访者的这些自我状态或来访者不同的方面使治疗师能够谨慎地向来访者提供相关知识，并且将人类体验和情绪反应的丰富性正常化。在“足够好”的家庭中长大的孩子学会了他们可以持有这些不同的感受。他们可以在对妈妈设定的限制感到生气的同时仍然爱着妈妈，并且被妈妈爱着。

学会尊重不同的自我状态及其互补角色是建立合作意识的另一个方面。人们要学会让自我的另一部分（或自我状态）承担一些重担。有用的类比包括在团体运动项目中每一个运动员都承担着特定的功能；在管弦乐队或合唱团中每一个音乐家演奏或歌唱不同的部分，从而创造出比任何单个元素更美妙的整体体验。

安抚

人们在面对虐待带来的恐怖、背叛，或者遗弃带来的毁灭性感觉时，会感受到巨大的丧失和痛苦。人们需要休养生息，躲避风暴，以便恢复，进而面对发生在他们身上的事情。可悲的是，对许多人来说，他们的早年生活中几乎没有什么安抚，他们几乎没有机会体验到被他人照顾的感觉。在功能失调的家庭中，儿童可能被他们通常会向其寻求帮助的父母虐待。这些父母可能一时施加虐待，一时提供滋养。由于无法预测在门口迎接他们的是父母的哪种表现——是母亲的关爱还是母亲的虐待（或者任何其他的相互矛盾的表现），孩子可能感到向他人寻求帮助是不安全的，因此将学习其他方法来尝试进行自我安抚。摇晃身子、撞头、退行、恍惚，或者以解离的方式转移到其他存在形式上等都是人们在无法从他人那里获得安抚时尝试自我安抚的一些方式。

随着这些孩子的成长，他们缺乏用健康的方式安抚或滋养自身的经验。此外，他们对安抚活动的感知受到源自功能失调家庭的问题行为的影响。结果是，他们可能学会了用有害的手段使自己平静下来，如酒精、有风险的或令人痛苦的性行为等。

遭遇创伤会使一个人更需要别人的安抚，或者主动安抚自己的能力。对于一些遭受持续创伤的人来说，这两种有益的资源是不足的，遭受创伤者的需求通常是其内部和外部的可用资源满足不了的。当这种情况发生时，关心他的朋友可能会变得沮丧、精疲力竭，这令我们的来访者陷入绝望。

对于有解离性身份障碍和（或）激烈的内部冲突的来访者来说，他们可能会通过多种相互冲突的方式来定义滋养，有些方式可能是有帮助的，有些则不是。强迫性活动、自我伤害、回避和解离是人们试图自我安抚的一些方法。在有解离性身份障碍的人当中，自我的某些部分或许可以用健康的方式进行自我安抚或向他人寻求慰藉；自我的其他部分可能会阻挠，或者针对这个人在寻求帮助和支持时的脆弱性做出破坏性反应。其他部分可能会进行五花八门的自我伤害行为。这些行为是他们将情感或关系上的痛苦变成身体上痛苦的手段，可能会触发使内啡肽升高的解离发作（第 7 章将讨论其他自我伤害行为的原因和用途）。每个人和每个解离性内部结构都是不同的，所以治疗师必须注意不要贸然地做出假设。细心的治疗师需要检查并询问这个人的自我安抚行为。

当解离者已经发展出内部合作时，安抚（和涵容）的效果最好。对于有复杂性创伤后应激障碍的人来说，他们需要发展出另一种形式的合作，这涉及处理创伤的意愿和充足的技能，这样他们才能够容忍工作过程中出现的激烈情绪。

涵容

任何级别的解离，从人格解体、现实解体、解离性恍惚状态或解离性失忆到多片段解离性身份障碍，都可以被视为使来访者不被虐待的影响压倒的方法。和其他的心理内部防御一样，这些方法的效果是有限的，它们最终都无法帮助来访者摆脱内部战争的折磨。

解离奏效了，这既是好消息也是坏消息。好的一面是，幸存者不需要完全感受到虐待或意识到创伤的存在；坏的一面是，幸存者无法学习、成长或发展自我感。

发展容纳情绪风暴和认知旋涡的技能对于促进来访者保持在此时此地、发展重要的应对技能以及对他们行为和反应的洞察力是至关重要的。这些技能是相互联系、相互依赖的。如果没有合作意识，不同的自我状态就不会沟通，也不会参与到主动的自我安抚行为中来。如果没有涵容的技能和具有适应性的安抚策略，来访者就需要依靠持续的分裂防御。

建议

列一个自我安抚行为的清单，即来访者在独处时可以做的事情。当发现新的活动时，请将其添加到列表中。

列出如何从他人那里获得安抚。这些人已经被证明可以帮助来访者平静下来，能够使来访者感到安全；请来访者写下那些人的名字和联系方式。

为了处理对自我安抚或从别人那里获得安抚的抗拒，治疗师可以让来访者写下、画出或只是分享自我安抚行为可能产生的负面后果。对自己好或接受他人的善意可能是令人痛苦的。在给予和接受真正的安抚时，来访者可能会表现出悲痛和不安。虐待行为的残酷，以及来自他人的关心和照顾的缺乏可能是非常难以面对的。

进行内部对话。这与弗里茨·皮尔斯（Fritz Perls）(Perls et al.，1951）著名的空椅技术相似，这是指让来访者内部展现出的不同方面就自我安抚进行对话，治疗师和来访者可以一起理解并处理这场讨论。空椅技术涉及想象另一个人或自我的一部分坐在空椅子上，与来访者或其自我的其他部分进行对话。倾听自我的其他部分并与之对话可以使内部动态外化，并且能帮助来访者更多地了解内部发生的事情。

创作一幅拼贴画。请来访者将其视为积极图像的东西拼贴在一起。来访者不带判断或评价地剪下任何带给人温暖（也可能是怀念）感觉的图像，或者来访者希望他自己能经历的图像；然后，来访者将这些看似随机的图片组合在一张或多张纸上，再把它们带到会谈中进行讨论。

在后续的治疗过程中，来访者和临床工作者可以去探索可能浮现的主题，如为什么某些特定的内容似乎是可能的或理想的滋养体验，以及如何获得这些体验。双方一起审视内部的冲突，考虑潜在的折中方案。

其他策略，包括写信或“打卡”。来访者列出一份通常被视为自我安抚或被他人安抚的健康方式的清单，然后每天（或任何时间间隔）选择一件事，并且练习做那件事情。

第二阶段：回忆和哀悼

面对曾经发生的所有事情

第二阶段的治疗重点是解决创伤问题，以及创伤对来访者生活各方面的影响。来访者在第一阶段中学到的技能会在这个阶段发挥作用，即来访者将有能力有意识地认识和感受已经发生的事情，承认、容忍创伤并消除其力量。强烈的情绪会浮出水面，而来访者有能力克服它们。容纳窗口已经大到足以容纳这个人的体验。面对创伤、哀悼丧失、承认自我的各个部分，以及从悲剧中创造意义构成了这个阶段的工作。

回忆和哀悼任何创伤都是艰难的。就单次创伤而言，对创伤“之前”和创伤“之后”的区分标志着一个人的内在变化以及这个人与世界建立联系的方式。创伤会摧毁一个人的世界观，其结果可能是对世界的体验方式的转变，也可能是一次毁灭性的破裂，这导致这个人为了生存而努力寻找一种全新的存在方式。

如果有多重创伤，第二阶段的治疗就更加复杂。来访者需要面对和处理创伤，但就多重创伤而言，来访者最需要处理的是创伤的共同主题，如无力感和羞耻感。对于一些生活被持续创伤定义的人来说，试图处理每一个创伤事件是不可能的，也是不可取的。一些特定的创伤记忆可能会被当作许多记忆的代表，其中包含了发生在来访者身上的创伤事件涉及的共同行为和影响。如果这些创伤得到有效的处理，效果就会扩展至其他创伤，疗愈将在那些类似的创伤中发生。

解决反映虐待的核心主题的关键问题非常重要。目标是增强意识，使之达到“临界量”，触发来访者对自己的理解范式的转变。

了解来访者的历史对于规划第二阶段的治疗至关重要。很多时候，治疗是在对来访者的了解不够充分的情况下开始的，在已知的创伤上下功夫可能会激活那些没有被识别的创伤，使人不知所措。当这种情况发生时，治疗需要转回对安全性和稳定性的强调上，以便来访者有时间变得足够平静，并且对这个过程感到更有掌控感，而不是感到自己被任意摆布。旧的应对机制的出现可能表明治疗对来访者来说进展过快，新获得的技能不足以帮助他处理治疗工作带来的情绪影响。放慢速度可以让来访者和治疗师综观全局，重新审视治疗计划，并进行双方都认为有帮助的修订。

第二阶段的工作可能非常紧张。卡罗尔·梅休观察到，“创伤治疗会触发创伤”（Connors and Mayhew，2006）。这对来访者和治疗师来说都是一个挑战。治疗师需要接受处理强烈的情绪的训练，如羞耻、愤怒、悲痛和恐惧。在治疗的第二阶段，这些是来访者在直接面对创伤时会出现的情绪。在处理这些强烈的情绪时，治疗师必须理解一种反向关系，即随着情感唤起的增加，认知功能将下降。此外，随着解离性防御的脱落，创伤后应激障碍的症状往往会加重。如果治疗师不对这些影响进行持续调整，治疗往往会被破坏。

治疗师必须确保治疗不成为一种煎熬。在主观体验上，创伤没有开头、中段或结尾，只有当下永无止境的惊恐和痛苦。学会调整节奏是创伤疗愈的一部分。

遭受创伤的人还承受了各种各样的、巨大的丧失。创伤带来的一些影响是可以逆转的，比如，人们可以重新获得健康的自尊；另一些则是无法改变的，比如，所有人都值得信任的假设永远地消失了。当创伤伴随着背叛时，关系可能永久地被破坏了。

创伤治疗不是改变历史。治疗不能撤销已经发生的事情。我们的目标是整合自我和个人体验中不被承认的、解离的部分，以及帮助来访者处理已经发生的事、哀悼本应发生但未曾发生的事。

创伤本身被分享、被听到都是极其困难的事情。来访者和治疗师可能都想把对方从毁灭性现实中拯救出来——有些来访者认为，说出自己的真相会使听众受到不好的影响。在过去，当来访者试图分享他的创伤体验时，可能有很多人退缩了、离开了，因此，治疗师需要在给来访者提供保证的基础上，继续倾听、保持在场，并且持续地以尊重和共情的态度看待来访者。有些治疗师可能难以倾听来访者的创伤性记忆，想把来访者从已经发生的事情中拯救出来——即使治疗师没有直说，来访者也能感受到这一点。这会使分享变得更加困难。

创伤治疗的一个核心主题是治疗师的真实性和治疗联盟的力量的重要性。在来访者讲述创伤经历时，有的治疗师会持续以“空白屏幕”的形式保持中立。沉默是无情的他人或掌权的父母的标志。一个情感同频的治疗师会对虐待行为表现出适当的同情心和道德愤怒感。

治疗师最好以“少量多次”的方式处理记忆。试图一下子处理整个创伤性事件很容易把来访者推到消化、吸收创伤及其影响的能力之外。沉住气，慢慢地走进记忆，再退出来；用可用的资源照料创伤的每一个部分；让来访者一步一步地走过去，看见、感受、理解、走过创伤的每个部分。

在这个过程中，很多技术可以提供帮助。里克·克鲁夫特（Rick Kluft）提到了碎片化渲染技术（Fragmented Abreaction Technique），即使用催眠来帮助来访者接近记忆，再成功地返回（Kluft，2013）。凯瑟琳·芬（Catherine Fine）和艾米·伯科维茨（Amy Berkowitz）开发了非常有效的环绕技术（Wreathing Protocol），他们运用催眠和眼动脱敏再处理疗法（Eye Movement Desensitization and Reprocessing，EMDR）来处理创伤。安娜贝尔·冈萨雷斯（Anabel Gonzalez）和多洛雷斯·莫斯克拉（Dolores Mosquera）（Gonzalez and Mosquera，2012）也研究了复杂性创伤和解离性问题，并且找到了有效地使用 EMDR 的方法。他们建议治疗师在治疗有长期被虐待的历史和解离问题的来访者时，从引发最低程度的沮丧的事件开始处理，而不是最令来访者难受的事件。帕特·奥格登（Pat Ogden）、克库尼·明顿（Kekuni Minton）和克莱尔·佩恩（Clare Pain）（Ogden et al.，2009）致力于帮助人们使用躯体技术处理创伤性记忆。里奇·切维茨（Chefetz，2015）和伊丽莎白·豪厄尔（Elizabeth Howell）（Howell，2011）在开展工作时成功地运用了精神分析。许多方法可以帮助来访者度过这个阶段。治疗师学习的方法越多，他就越能将技术与来访者匹配起来。上面提到的所有人都有大量的经验、接受过大量的训练，能够使用许多不同的技术。每个人都能自动地使用最能满足来访者需求的方法。这就是大师级临床工作者的标志。

一条重要的告诫是，专门的技术、特定的思想流派或治疗方法只是工具，不是万能药。治疗师必须怀着智慧和谨慎的态度使用它们，它们必须能够反映治疗师做出的最佳的临床判断，这些临床判断是以坐在他们面前的、独特的、个性化的人的需要为依据的。许多专门的技术可以对经历严重创伤的人起到很好的作用，但它们必须在来访者的系统被意识化且保持合作的前提下被使用。经历严重创伤的人有理由回避他们的痛苦。渴望在没有痛苦或不适的情况下被快速“治”好会导致治疗师和来访者过于频繁地或过早地使用某些技术，从而造成悲剧性结果。

大多数来访者都有自己的完成第二阶段工作的方式。治疗师的工作是确保这个过程从根本上来说是良性的，以及允许在这个过程中存在个体差异。这仍然是一个合作的过程，治疗师和来访者一起工作，为这个特定的人创造最好的疗愈途径。治疗师要注意的一些事情是，来访者是倾向于远离情绪和经历，还是倾向于急躁、冒进，即觉得这个过程如果没有危机就不会成功。前者属于回避型，而后者属于磨炼型。两者之间的某处是平衡点，在那里，创伤在一个可控的水平下，在来访者的容纳窗口之内，得到处理。

如果来访者和治疗师对情感的容忍能力有差异，那这就是个需要得到解决的问题。治疗师可以与来访者探索来访者能够容忍什么。治疗师可能需要寻求督导，以处理他自己对来访者带来的材料的不适感。来访者可能过于回避或过于努力，或者来访者的处理过程可能触发了治疗师，导致治疗师与来访者难以保持治疗的立场。治疗师需要专注于帮助来访者找到方法面对发生的事情并成功地度过它，同时做任何必要的事情来处理个人问题，以免它们妨碍来访者的进展。

对治疗师来说，与创伤幸存者一起工作的好处之一是，他们不断地被鞭策着去处理自己的问题，以便为来访者提供帮助。在对自己工作时，治疗师能深入地了解处理内部问题的感觉，并且成为更好的治疗师。

人们在直面严重的创伤事件时，可能会表现出一些情绪反应，这些反应在创伤事件发生时没有被触及。人们可能开始意识到创伤对其生活造成的影响。他们可能会抽泣、愤怒，或者在说话时发抖。在某些情况下，丧失的现实可能会导致恸哭——这是一种对丧失的延迟反应。治疗师需要能够评估来访者是否仍停留在容纳窗口之内。在第二阶段，来访者可能能够在进行这种强度的表达的同时，保持在他们的容纳窗口之内，他们正在使用在第一阶段学到的技能。如果来访者超出了他们的容纳窗口，治疗师就需要温和地打断这个过程，帮助来访者平静下来，以便治疗继续。在这个阶段的治疗中，情感耐受度、节奏、自我安抚技能，以及被他人安抚的能力是非常重要的。

在没有附带背景和意义的情况下不受控制地表达情绪是不健康的，而且会造成二次创伤。

不带相应情感地叙述一段经历则会导致不连贯的、分离的叙事。第二阶段工作的一个基本要素是将创伤记忆中所有分离的部分组合成一个连贯的、可理解的叙事，以便其被整合到来访者的个人历史和持续的自我意识中。

在这个阶段，来访者要面对记忆的不完美之处。他知道发生过一些什么，但并不知道全部，这种感觉是非常令人困扰的。治疗师需要帮助来访者，让未知的东西保持未知，直到它在内部变得清晰。在大多数情况下，足够多的记忆会回来，帮助来访者理解症状。然而，人的恢复并不需要完整的记忆。重要的不是记忆的细节，而是发生的一切对人的影响。无论记忆是否能够变得清晰，来访者都可以恢复。即使没有细节，创伤的影响仍然存在，而这正是治疗的重点。

这个过程中有几个步骤。在开始时，记忆可能以多种方式呈现，如图像、感知觉、感受或知识。这些片段可能已经在来访者的生活中存在了很长时间，也可能是比较新的。与某些东西相伴出现的通常是一种似曾相识的感觉，留意到这一点很有帮助。有时，原本在治疗的第一阶段通过闪回窜出的东西现在会以一种更易接近的方式出现。

在探索事件的过程中，有一些准则可以促进对解离材料的谨慎展开。

让来访者就哪些事件需要被关注给予指导。利用现在来挖掘过去。注意那些反复出现的、扰乱来访者当前生活的主题。通过询问来访者是否熟悉特定的行为模式、他何时或如何受到类似的对待来聚焦于正在发生的关系冲突并探索其历史。所有这些机会都为进入来访者的创伤历史提供了路径。

提出非引导性的问题对叙述的展开至关重要。有经验的临床工作者会根据他们的经验和他们的理解——他们对创伤对人的影响的理解——对可能发生了什么形成感觉。然而，治疗师当时并不在现场，来访者的任务是把他们的历史聚合起来。在这个关口，治疗师的一项重要技能是容忍模糊性和不确定性。

来访者在讲述他们的故事时，往往有一种深刻的需要——他们需要被认可和相信。治疗师通过优雅、谨慎的“舞蹈”来表达对来访者讲述的历史的承认，至少他们在当下的时间点认为历史就是那样。治疗师无法验证他们没有办法验证的东西。重要的是不要陷入这个问题，而忽视了丧失、抛弃和背叛的体验。

通常，对创伤的最初体验往往是事件的某个部分循环出现。治疗师要允许非线性的处理方式，询问来访者“在那之前发生了什么？”“接下来发生了什么？”。治疗师可以询问自我的其他部分是否能帮助填补空白，通过向前和向后移动来完成叙事的开头、中间和结尾。

如果来访者没有代偿失调的风险，治疗师可以让他探索浮现出来的任何东西，留意、记录或分享它们是很有帮助的。当来访者谈及这段记忆时，治疗师要监测他们的情绪状态。注意那些似乎很易于诉说的部分，以及那些难以诉说的部分；关注记忆中是否有空白，是否有完全缺失的部分，比如，来访者意识到自己进入一个房间，在离开房间时很崩溃，但对房间里可能发生的事情没有记忆。治疗师可以从已知的内容开始，让来访者反思，慢慢地用叙事填补。讲述这个故事对来访者来说可能是一个全新的体验，洞察会自发地涌现出来。

在探索回忆中的事件时，请查看这个经历和类似的经历中产生的信念。这让这个人对自我、他人和世界有了什么样的认识？来访者要识别并承认扭曲的信念以及施虐者使用的策略，这些信念要么是施虐者强加的，要么是孩子为了避免进一步的虐待形成的。这是一个机会，治疗师可以帮助来访者培养质疑和从其他角度看待经历的能力。

另一个处理复杂性创伤的方法是，找到一个来访者通常会有的感觉并处理它。例如，一个人可能会谈论被欺骗的经历或被背叛的经历。请来访者留意他们在这些经历中的感受，以及这些感受如何影响了他们信任他人的能力。他们可能会看到自己一直承受的恐惧，以及造成这种感受的所有原因，并且开始同情自己，而不是因为觉得自己不够勇敢而贬低自己。

当记忆极其恐怖时，请把最糟糕的部分留到最后。这个人需要面对创伤、了解它、感受它，能够以整合的方式谈论它，能够离开治疗室安全地回到家。这意味着治疗师和来访者需要进行许多次的会谈，在每次会谈中触碰有限的情感材料。

为可能的高强度治疗做准备是有帮助的。如果没有准备，工作中最紧张的部分可能会离治疗的结尾太近，导致来访者在离开时处于一种脆弱的状态。如果会谈是计划中的，来访者和治疗师可以在会谈前期进入创伤治疗工作，以便来访者在离开前有充足的时间让情绪着陆，回到当下。在治疗前和治疗后，有一个支持性的人帮助来访者也是很有帮助的。这可以是来访者的朋友、室友、配偶等任何稳定存在且关心他的人。

有时，第二阶段的治疗包含大量的宣泄（abreaction）。宣泄是一种情感的翻涌，是对创伤发生时未被表达的强烈情感的表达。例如，一位女性看到她的父亲在一次车祸中丧生，当时她僵在了那里。多年之后，在讲述这一事件时，她开始悲痛地号啕大哭。如今她已经足够坚强，她可以让宣泄发生，因此治疗师为她提供了支持，来访者终于能够为失去父亲而悲痛。

宣泄是非常有帮助的，只要它们与人的疗愈相统一。当宣泄与疗愈相统一时，宣泄就会自然而然地成为疗愈过程的一部分。在上面的例子中，这位女士在谈论事故发生时她的父亲和她自己的情况。她有连贯的记忆，只是缺乏情感。自她父亲死后，这让她觉得很奇怪。这是单次的、毁灭性的创伤。她的生活从那时起发生了变化。不过，在童年的大部分时间里，她都是和爱她、照顾她的父母待在一起的。当她开始恸哭时，治疗师并不担心她无法回到稳定的地方。这时的情感释放似乎是“对”的，这就像是缺失的一块被找到了。

对于那些创伤一直存在的人来说，这更具挑战性。让这些人自由地释放强烈的情绪可能不是一个好主意。每一个创伤包含的情绪可能都连接着其他创伤，创伤通过极端情绪状态的相似性在彼此之间创造了一种联系。陷入这些情绪中的一个可能会导致这个人在许多创伤记忆中狂奔，因承受得太多而无从处理。在这些情况下，得到处理的记忆需要受到限制，依据是来访者和治疗师有多少精力和时间解决出现的情绪。催眠、眼动脱敏再处理疗法、创伤事件减轻疗法（Traumatic Incident

Reduction）、脑点疗法（Brainspotting）和其他技术可以帮助治疗师将来访者的注意力集中在创伤的足够小的部分上，以确保来访者成功地度过它并来到一个更好的地方。在这个地方，来访者会感到处在当下且相对平静，同时可以意识到创伤及其影响的存在。

发展一个连贯的叙事和理解这些事件是如何影响这个人的生活的，这两种目标同样重要。当来访者意识到发生在他们身上的事情的深度和广度时，他们开始看到他们付出的代价。随之而来的是强烈的悲痛和一系列存在主义问题。

通过承认他们的痛苦、帮助他们看到悲伤就像所有强大的情绪一样，是一波接一波的，治疗师帮助来访者向前迈进。治疗师提醒他们在波浪之间寻找解脱；治疗师向他们保证痛苦不会永远持续下去。帮助来访者学会接受支持和自我关怀是很重要的。在第一阶段的工作中发展出的合适的自我安抚技能可以被使用。在他们年幼时就应该发生的安抚现在可以发生了。

经常有来访者想明白为什么这件事会发生在他们身上。为什么他们会成为虐待的目标？他们本身有什么不对的，有什么不好的，以至于人们以如此可怕的方式对待他们？了解虐待者的动力可以为这些艰难的问题带来一些启示。

施虐者往往是自恋的，无法真正地关心或关注另一个人，这是一个重要的觉悟。一个自恋的施虐者不会把任何人视为平等的或值得尊重的，在他们眼里，其他人只不过是他的观众或可以利用的工具。

此外，当原生家庭及与他们互动的其他家庭有施虐亚文化时，来访者可能遭受来自多个施虐者的虐待。在这种亚文化中，人们被赋予非常明确且有限的角色。查看其他家庭成员在同一亚文化中的角色是有用的。对于有解离问题的来访者来说，这一点变成了查看他们的内在“系统”是否反映了这些相同的角色。

重要的是，治疗师既要使来访者基于童年早期的经历的反应和习得行为正常化，又要鼓励改变。治疗师需要检查最初的一系列反应在他们童年的家庭生活“战区”中的合理性；认可来访者在不可控、不可预测的环境中寻求安全感和某种程度的掌控感的尝试。在承认创伤和虐待如何损害了儿童时期的发展和成长的同时，治疗师需要强调作为一个成年人，来访者需要改变。只有当来访者看到曾经的尝试操纵和限制了他们的自我表达时，来访者才能够放下那些以安抚施虐者为目标的虚假“自我”，并且运用他们自己的力量成长。

对于有解离问题和长期遭受虐待的人来说，从这些创伤中抽取一部分并加以处理可能是有帮助的，比如，意识到创伤事件会再次发生的那一刻，或者最后被单独留下时的解脱感或被抛弃的感觉。有些人可能会选择从那些他们设法生存下来的时刻开始——他们离开自己的身体、以某种方式关闭，或者（对于解离的人来说）切换到自我的另外一个部分。留意那些有助于生存的模式能够帮助来访者理解他们自发的生存机制，并且注意到使他们得以幸存的内在力量。

第三阶段：整合

让过去的事成为过去

治疗的第三阶段涉及创伤的整合，来访者越来越多地感受到能够存在于当下并持有真实的情感，能触碰过去发生的事情但不再受它控制。正如一个来访者所说的，“我不再是我的过去”。人们往往会经历创伤后成长，会在磨难中找到意义，这使他们能向前迈进。人们通常通过帮助他人，或者发现自己变得更加有同情心或更加成熟，来实现对创伤的转化。

在有关创伤幸存者的治疗工作的文献中，对第三阶段的关注往往非常少。这是令人失望的，因为这是人们以这样一种方式整合创伤的阶段，即幸存者意识到并感觉到它已经过去，现在可以专注于他现在和未来的生活，而不再让创伤成为吞噬时间、精力、身份认同的必要焦点。学会在这个世界上有意识地生活，超越创伤，可以鼓励一个人在意识、关系、意义方面不断发展。随着创伤离开舞台的中央，生活的所有方面都发生了变化，而这个人现在有能力对这些变化的发生产生一些有意识的影响。

如果一个人有很多创伤经历，疗愈可能需要很长时间，而且治疗的最后阶段会成为生活发生转变的标志。他们能够带着从自己身上和世界中学到的东西，把精力投入当下，并且能够构想未来。

在第三阶段，人的身份认同感得到发展。对于有复杂性创伤和创伤后应激障碍的人来说，他们从这些标签中走出来了。他们的经历对他们产生了影响，但他们已经走过了这些经历，这足以让它们成为过去的一部分，而不是控制他们现在生活的东西。一般来说，他们保护自己的需要，以及未解决的创伤引发的持续警觉会减弱，他们变得更容易接近他人、更容易展露脆弱了。亲密关系变得更加重要，并开始得到发展。建立在创伤之上的旧有关系往往会淡出人们的生活，除非对方也有所成长。

对于那些已经从解离中走出来实现整合的人来说，成为一个完整的自我是一种全新的体验。这些人谈到自己需要适应内在同伴消失后内心的安静。他们可能感到异常的孤独，并且意识到非常需要与自己以外的人发展关系。由于没有内部同伴的陪伴，这个人可能感觉到自己在这个世界上非常脆弱，而且需要时间去适应这个新的现实。解离性防御消失了，这个人实实在在地存在于当下，面对着自我以外的其他人。在内部，正常的情绪冲突都发生在同一个地方，这个地方没有被分割为自我的不同部分。这个人可以同时感受到积极的情绪和消极的情绪，并且需要学习如何处理这种不确定性。因此，这个人做决定的方式会发生变化。他倾向于摆脱非此即彼的反应，考虑重大决定中的各种变化因素。

这个人的关系会发生变化。有的关系可能会朝着更好的方向发展，变得更丰富、更亲密。有的关系可能会随着两个人之间的鸿沟越来越大，变得无法维系，最终被舍弃。因为当初没人能够看到他们、理解他们的痛苦，幸存者往往会找到彼此并相互依偎。当一个人成长了，不再受困于痛苦或恐惧时，这种联系可能就会消失。这些消失的关系需要被哀悼。那些继续存在的关系可能需要被滋养，以成为它们可能成为的样子。

在处理虐待问题时，各种关系都会受到影响。例如，乱伦受害者在第一次发声时被家庭当作攻击目标的情况是很常见的。家人常常逃避真相，指责受害者，甚至为施虐者辩护。如果幸存者继续坚持真相、坚持接受治疗，他们可能会成为整个家庭的转折点。一些家庭成员可能会排斥他们，但其他人可能最终会看到被告知的真相，并向幸存者靠近。在说出真相时，幸存者实际上在作为一个非常忠诚的家庭成员行事，为了疗愈，他们说出了家庭需要听到的真相。然而，他们很少以这种方式获得认可，而是经常被贴上“不忠诚”的标签，这与他们的实际情况恰恰相反。在治疗的第三阶段，来访者可能需要哀悼失去的幻想中的家庭，并考虑与不同的家庭成员建立什么样的关系。第三阶段还包括宽恕（见第 8 章），以及认识到未来的、任何形式的和解的必备条件。

通常人们会在意义和精神上获得创伤后成长。创伤后成长包括利用自己的经历加深对生活的理解、超越创伤，这往往包括丰富的精神生活。人们从创伤中获取意义，学会留意和欣赏生命及生命中的爱、仁慈和关系——所有那些在创伤中受到威胁或遭到破坏的东西。他们也常常因曾在创伤中幸存并面对创伤而变得更加强大。

对于有复杂性创伤和解离问题的人来说，多年来，治疗可能已经成为他们生活的一部分了。治疗的第三阶段包括结束治疗，有些人可能从未想过的一点。在治疗过程即将结束时，一位来访者和她的治疗师回顾了她所有的治疗目标，包括她来时的目标和她进入治疗过程后增加的目标。他们共同检查了所有目标，他们已经全部完成了，而且来访者过得很好。当双方都觉得治疗可以结束时，这个来访者说："你的意思是我不需要永远接受治疗？"治疗师明确地告诉她，她不需要，她已经完成了她来时要做的事情；如果她需要的话，她可以随时回来，但她现在能够自己应对生活了。来访者已经学会了独立解决问题的技能。她拥有她在治疗中发现和学到的内部资源，这些资源对她很有帮助。来访者的脸上洋溢着喜悦，最后一次离开了治疗室。

并非所有的治疗都有那么好的结果。有时，由于许多原因，人们从未进入第三阶段，或者从未完成这个阶段。人们有可能因为搬家、生病或其他原因无法继续。治疗师也会因为搬家、退休或生病而无法为来访者提供最后阶段的治疗。

当来访者离开时，如果时间充足，尽可能多地总结治疗情况是有帮助的。这包括回顾来访者最初前来的原因、治疗涉及的内容，以及仍有待解决的问题。来访者可能出于经济方面的考虑希望寻找另一位治疗师，或者治疗师可能需要为来访者提供转介。无论离开的方式是哪一种，让来访者知道他如果想重新接受治疗该怎么办是结束过程中的一个重要部分。

有些来访者离开并非出于外部需要，而是出于其他原因，例如，害怕面对自己的巨大创伤，或者害怕依恋治疗师。有些人离开可能是因为他们想保有掌控感、需要休息一下，或者是出于假性痊愈的原因。不是每个人都因为同样的原因离开，如果来访者能够与治疗师分享原因，这是很有帮助的。有时候这不会发生，原因要么是来访者离开得太突然，要么是来访者自己可能也不知道他为什么要离开，或者他不愿意告诉治疗师。

当治疗师要离开时，让来访者尽早知道是有帮助的。在治疗师搬家或退休的情况下，双方通常会有足够的时间去收集需要的东西，以便他们尽可能好地结束治疗。然而，有时候，治疗师是因为突发的疾病、残疾或死亡而离开的。在这些情况下，一份专业遗嘱会非常有用——这可以帮助来访者应对失去治疗师的事实，并且与新的治疗师建立联系。一份专业遗嘱包括一个被指定的专业人员，他会给来访者打电话，通知他们失去了治疗师，并且给他们提供治疗师为他们准备好的转介。之后，记录将被转给新的治疗师（Frankel，2015）。

Part 3

第 3 部分

治疗室中的复杂因素：他们远比你了解的复杂

第6章
Chapter

基础议题

里克·克鲁夫特说过：“见识广博的优秀临床工作者被解决现有问题的需求驱动。平庸的临床工作者被找到能够证实他们的观察和治疗工作的模型或理论的需要驱动。”因此，他们为了信度牺牲了生态效度。

就复杂性创伤和解离问题而言，治疗的三个阶段会更加复杂。简单的模式和单一的理论几乎都不适用。治疗师对创伤、解离，以及前来寻求帮助的人了解得越多，治疗就越有可能成功。每个创伤都是不同的，每个人也是不同的，因此，公式化的方法很少奏效。治疗中最有影响力的部分是治疗师和来访者之间的关系。正是在这种关系中，治疗师能够对来访者有足够深的了解，进而确定哪些治疗工具可能是有帮助的；也正是这种关系的存在带给了来访者一种被看到、被理解的体验，进而促进了疗愈，促成了一种超越技术和工具的治疗。一段有意识的治疗关系是充满强烈的尊重的，并且会持续地将尊严感带入治疗过程。

对人们来说，拥有一段不同的关系体验，一段基于安全和信任的健康的关系，并从中获得不同的感知是必要的。很多治疗往往是自上而下的，即治疗师试图改变一个人的感知方式和信念，而不一定探索来访者的体验。一个典型的自上而下的方法是要求来访者拥有一个比他目前持有的想法（或信念）更健康的想法（或信念）。然而，如果没有经验支持这种想法或信念，它就无法经受住真实情况或情绪的考验。自下而上的方法利用健康的治疗关系中的新经验来让一个人产生新的体验。例如，当一个人的生活中从来不存在一个安全的地方时，治疗师要求这个人想象内部有一个安全的地方，这是一种自上而下的方法，对严重创伤的幸存者来说，这种方法往往会失败。对他们来说，“安全”的感觉是没有参照点的，因此，治疗师需要自下而上地工作，提供足够安全的关系，让来访者可以从中感受到什么是安全感。米尔顿·埃里克森（Milton Erickson）描述了这样一种治疗干预方式，即让来访者想象治疗师的声音与他们一起进入情绪激动的情境（Rosen，1982）。治疗师的声音连接着一种新的感受，一种安全的感觉，可以供来访者纳入和练习。

治疗的阶段可能不会被明确地界定，也不存在完美的顺序，但在整个治疗过程中，关系在本质上是保持不变的。在与来访者一道创造安全感、处理创伤、整合和理解过去，并开放地迎接未来的过程中，治疗师要在这些任务中来回穿梭，以帮助来访者以最佳节奏向前迈进。这从来不是一个完全顺利的过程，会有不同频的时刻，会有破裂和修复——这既是挑战，也提供了最大的成长机会。与一位有能力、有同理心的专业人员一起工作可以为来访者提供一种他可能从未有过的有关真诚的关怀关系的体验，可以使复杂性创伤和解离性问题的疗愈在深层次上发生。

复杂性创伤后应激障碍表现为一组相互加剧、不断恶化的不同的症状和防御。这就是治疗阶段需要如此频繁地循环的原因之一。持续的创伤导致涉及多个发展层面的、系统性的崩溃和扭曲。在治疗过程中，来访者要花时间学习那些因专注于生存而错过的经验和任务。关系技能、边界设置、自我照顾、自主性、情感的调节和表达方面的工作可能揭示出功能失调环境制造的扭曲。情感需求可能会通过各种直接和间接的方式得以表达，有些是恰当的，有些是不恰当的。所有这些方式都会在治疗中浮现出来，随着时间的推移，其造成的破坏会在许多方面呈现出来。了解来访者的哪些方面受到创伤的影响有助于治疗师确定治疗的背景，并制定出能够处理这些成长问题的治疗方案。虽然可能存在共同的模式和问题，但每个来访者都是独一无二的。治疗师对来访者了解得越多，就越能与该来访者创造出一种疗愈性体验。

有解离问题的人在治疗过程中可能会表现出许多不同的发展水平。儿童状态可能会在治疗中与非常老练的成年人状态一起出现，从而显示出发展阶段尚未整合。来访者的应对能力在内部存在差异，这意味着治疗师不能假定来访者在思维或情绪上具有一致性，而是需要在与来访者的合作中学习，看看自己的干预措施有没有被这个人的所有部分听到。“详细讨论”的技术（Caul，1978）正是基于这样的意识，即来访者可能有多个自我部分在倾听治疗师所说的内容，因此治疗师传递的信息需要适合整个系统。治疗师在与这个人当下呈现的部分交谈时使用的语言可能与他同整个人（包括已知的部分和未知的部分）交谈时使用的语言有所不同。目标是持续使用具有包容性和整合性的语言，邀请整个人参与治疗。这非常类似于在治疗中与家庭一起工作——无论治疗师对某个人说什么，所有人都会听到。当治疗师在开展包容性沟通方面做得不好时，结果可能是内部分歧更加根深蒂固。治疗师做的最糟糕的事情就是给来访者的某个部分打上好的或坏的标签，并试图摆脱其自我的坏的部分。一个人的所有部分都是属于他的（尽管有些行为可能是有害的），无论这些部分以什么样的状态出现，它们都需要被处理。尽管来访者可能是支离破碎的，但他仍然是一个人，他需要了解、囊括和整合尽可能多的自我方面，以变得完整。

依恋

“治疗师的角色类似于母亲”

在正常的发展中，安全的依恋为孩子创造了一个情感基地。母亲或其他固定的照料者一直在那里，这足以让孩子感到可靠，足以给孩子安全感和温暖，使孩子能够在这个世界上自由地活动，在必要时离开或回来，而永远不会感到被抛弃或迷失。有了安全的依恋关系，生活变得更易于把握。当困难出现时，有人会在那里提供帮助。孩子的精力可以集中在内部发展和对世界的探索上。这个孩子是自由的。

直到最近，人们才将一个人的依恋风格与他在成年后的行为以及治疗中的行为联系起来。约翰·鲍尔比（John Bowlby）和玛丽·安思沃斯（Mary Ainsworth）研究了母亲和孩子之间关系的性质，开展了一些研究，创立了一些理论，试图了解母亲的同频或不同频对孩子的情感发展的影响。安思沃斯的“陌生情境实验”（Ainsworth et al.，1978）是一个经典的实验，它研究了孩子在遇到不同情况时是如何反应的。这几种情境包括：母亲在场并和孩子一起玩；陌生人、母亲和孩子都在房间里；母亲把孩子单独留在房间里；孩子与陌生人待在房间里。在每种情境下，母亲都会回来试图安慰孩子。孩子对这些情境的反应是不同的。他们在母亲离开时的痛苦程度、与陌生人的互动程度，以及与母亲团聚时的反应都有所不同。在这项研究中，根据反应，他们被分为安全型、矛盾型和回避型。安全型的孩子对母亲的离开表示痛苦，当母亲还在的时候，他们对陌生人很友好，但当他们和陌生人单独在一起的时候，他们倾向于回避陌生人；当母亲回来的时候，他们很高兴。矛盾型的孩子在母亲离开时非常痛苦，他们充满恐惧地躲避陌生人；当母亲回来时，他们接近母亲，但又将她推开。被标记为“回避型”的孩子在母亲离开时表现得并不痛苦，他们与陌生人玩得很好；当母亲回来时，他们对母亲并不是特别感兴趣。

在这三种依恋方式之外，还有一种依恋方式——混乱型依恋。混乱型依恋的特点是孩子对母亲的反应很混乱，他们一会儿跑向母亲，一会儿又跑开，好像无法确定母亲对他们来说是否是安全的。导致混乱型依恋的原因之一是儿童虐待，孩子在某种程度上被母亲虐待，但同时还需要母亲的安抚。然而，母亲是施虐者，这就使孩子处于极其矛盾的境地——他需要得到施虐者的安抚。就父亲或孩子生活中的任何其他的亲密的人来说，情况也是如此——孩子需要与之保持依恋关系，但也害怕这个人。混乱型依恋可能导致解离性障碍，解离为来访者提供了一道健忘的墙，隔开了作为施虐者的父母（或其他重要他人）和作为安抚者的他们。

安全的依恋是健康的基本标志之一。有了安全的依恋，人们就能够相互联结，并在分开时依然保持这种联结，这种联结为他们提供了一种持续的相连感和归属感。他们觉得自己是有归属感的，这使他们能够自由地在世界上活动、探索自己的内心、与他人接触并发展关系。当儿童早期的依恋过程被破坏时，其影响可能会持续数年，甚至是一生。非安全型依恋源自主要照料者在一段足够长的时间内是无法被触及的，这给孩子带来了巨大的痛苦。孩子变得黏人，不能冒险远离照料者，不相信照料者会在自己需要时出现。回避型依恋源自照料者对孩子没有反应或与孩子不同频，孩子变得焦虑、回避关系，不相信自己会被看到、能得到充分的回应。混乱型依恋源自照料者的不一致，他或她时而冷酷，时而温暖，时而滋养，时而虐待或缺席，这可能促成解离性障碍的发展。

虐待对依恋和关系的影响表现在许多方面。人们可能会变得回避他人，或者被完全卷入其中，这两种方式都无法使一个人在平等的基础上彰显自我、与他人进行情感交流。有时在关系和对他人的体验中会出现一种分裂——人们认为他人非好即坏，有时他人被视为从一个极端走向了另一个极端，他人的行为很少被视为复杂的或多面的。这可能意味着父母中的一位或父母双方在示范这种行为。例如，在有物质滥用或家庭暴力的情况下，人们可能做出极糟糕的行为，然后因为自己感觉非常不好而变得特别好，以试图弥补自己的坏。在这种情况下，孩子看到了两种方式——好的和坏的，没有任何中间地带，这就成为他们学到的东西。

正常的人际关系涉及模糊性以及容忍和处理一系列情绪的能力，包括处理不安和愤怒，以使问题得到解决，使自己回到一个平静的、有联结的、稳定的地方。遭受创伤的人往往不能很好地完成这种情绪工作。他们可能会迁就他人，或者以这样或那样的方式疏远自己，因为情绪无法被忍受，或者他们可能只是缺乏在这些情况下表达自己的词汇——他们从未有机会去学习这些。

在治疗中，来访者会使用过去对他有效的依恋方式。他们可能尝试与治疗师过度联结，也可能尝试避免任何真实的情感联结。或者，他们可能会在多种依恋风格之间切换，先变得脆弱又亲密，然后消失一段时间。这些转变可能发生在几个月、几天内，也可能发生在同一次会谈中。

安全型依恋的人可以与他们的治疗师形成相互信任的关系，因此可以得到支持、教导和鼓励去探索新的知识。矛盾型依恋的人抵制他们在寻求的帮助，与治疗师保持着安全距离。回避型依恋的人似乎并不关心治疗师是否在那里，他们似乎可以从任何人那里获得的帮助，那个人是谁并不重要。然而，他们与人的联系似乎是充满防备的，它缺乏深入的互动。

约翰·鲍尔比，依恋理论的先驱之一，曾经说过："治疗师的角色类似于母亲，她为她的孩子提供了一个安全的基地，孩子可以从那里出发去探索世界"（Bowlby，1988）。母亲或照料者的角色是相似的，但来访者不是一个没有先前经验的婴儿，他无法用全新的视角和开放的心态去吸收和学习。来访者已度过了易受影响的阶段，拥有非常不同的经验，而且他的照料者是不安全的、不可接近的和不同频的，所以治疗师的工作要比新妈妈的工作复杂得多，也更具有挑战性。非常重要的是，治疗师要可靠且一致，要与来访者情感同频，要能够教导、指引和安慰他。同样重要的是，治疗师要识别出那些不会带来健康关系的依恋尝试，并与来访者一起带着仁慈且温和的智慧面对那些旧的依恋尝试。

依恋风格体现在来访者的边界上，即他们对自己的态度是亲近还是疏远，以及他们在这方面对治疗师的期待。有些幸存者似乎没有边界，或者边界很容易被破坏（非安全型依恋）。而对于另一些人来说，与其说他们形成了边界，不如说他们形成了一堵墙来与他人保持距离（回避型依恋）。在有解离问题的人中，可能会有许多种边界，这个人不同的部分有不同的边界（混乱型依恋）。所有这些边界的目标都是既要建立联结，又要保持安全。由于这个人没有在一个允许这个目标得到满足的环境中成长，他在寻求联结的同时仍然需要保护自我。其结果是当来访者试图找到一种既能参与又能被保护的方式时，他们会被治疗师体验为“来了就不再离开”（非安全型依恋）、“离我远点”（回避型依恋），或者“来了，又走了”（混乱型依恋）。治疗师需要留意边界的风格，并对他们为什么需要以那种方式发展保持好奇，这可以帮助来访者注意到自己的行为、找到行为背后的目的，并慢慢地学习更多具有适应性的、在当下建立关系的方式。

边界问题的另一层可能是一种潜在的愿望，即通过将治疗师当作替代父母来修复童年时的伤害。在某种程度上，治疗师可以通过与来访者分享其行为背后的正常渴望、承认过去的需求永远不会完全得到满足，并帮助来访者哀悼这一丧失来处理这一动力。有趣的是，在这样做的过程中，治疗师反而给来访者提供了好父母会给予的类似的东西——在场、怜恤、理解和支持，来访者借此面对现实的困境。在某些情况下，治疗师可以通过这样的话来更外显地传达对来访者的支持，即“如果你的父母曾经足够健全，他们会对你说这样的话”。然后治疗师带着恰当的情感、用合适的语气，向来访者说出那些他们本应该听到的、对他们有帮助的话。来访者通常是透过对父母的移情视角来看待治疗师的，这种方法正是通过移情进行工作的，同时治疗师也需要明确自己不是来访者的父母。这种方法可以让来访者听到一个有用的回应是什么样子的，并了解被这样对待的感觉。这种良好的父母示范可以帮助来访者学会在痛苦时以更大的善意对待自己。询问来访者会如何与他们自己分享一个类似的信息可以促使其内化积极的父母。

破裂与修复

在修复破裂关系的经验中获得成长

有的时候，错误有助于推动治疗。通常来说，当错误来自不同频或人为的失误时，当人们情感足够健全且有安全的依恋时，他们可以容忍这些错误。他们有能力解决这些问题，能够让它们过去，或者从中学到有价值的东西。然而，那些曾遭受创伤的人没有安全的依恋，他们可能会把关系中的这些破裂体验为灾难性的，将其视为被抛弃或背叛的证据。治疗师可能难以调和事件本身和对事件的反应之间的差异。这可能表现为，来访者期望治疗师是完美的，不能接受理解或行为上的常见错误。

考虑到来访者的生活背景，这种反应是可以理解的。例如，如果在来访者过去的经历中，一个轻微的不同频预示着从安全到不安全的转变，真的是抛弃或虐待的前奏，那么治疗师的错误可能会激发那些经历中与施虐者在一起时的恐惧或愤怒。

破裂会引发依恋问题，当治疗师和来访者能够修复破裂时，其效果会远远超出实际事件本身的影响范畴。能够修复破裂对来访者来说可能是一种全新的体验，是他以前从未学过的一种新技能，这种技能对保持长期、健康的关系至关重要。

破裂可能源于一次被错过的要点、一个错误的理解、一个与预期和已经发生的事件不同的变化，或者一个扰乱治疗的事件。当来访者希望被看到和听到的需求，以及希望治疗师以一致且可靠的方式存在的需求没有得到满足时，来访者就会以某种方式做出反应。有些来访者会自我封闭，有些甚至可能会远离治疗。还有一些来访者会变得不安、感到受伤或愤怒。他们的反应使治疗师感到有些莫名其妙，这可能会激发治疗师的防御。破裂是治疗中的敏感事件。如果破裂处理得好，危机得以平息，来访者会变得更强大，治疗师和来访者之间的关系也会变得更健康。

修复破裂的第一步是承认有这样的破裂。对于治疗师来说，这个信号可能是治疗师和来访者之间的感觉“不对劲”。沟通似乎不那么自然，而且关系中可能有一种紧张感。有时，破裂会产生一个明显的结果，即来访者退缩或与治疗师对抗。

当感到困惑或被对抗时，治疗师需要放慢脚步，探索发生了什么。如果治疗师发现自己被以不准确的、消极的方式看待，治疗可能会很困难。承认这个困难可能会给治疗师一个机会来重新组织和回应，而不是做出防御性反应。治疗师可以说一些反映治疗师的真实反应的话，同时不要指责对方或令对方感到羞愧，如“我很震惊，也非常惊讶，我不确定发生了什么事。让我喘口气。我想知道你经历了什么，是什么让你的心情如此糟糕。我真的不是故意要让你难受的，但是，很明显，我已经让你难过了，和我说说吧”。

来访者可能会，也可能不会以一种不指责的方式或不羞辱的方式来分享他们的感受，因此治疗师可能需要对他们说的内容进行梳理，捕捉来访者的感受和动力，并留意来访者是如何表达他们的沮丧的。当你能够做到这一点时，你就会了解到是什么影响了来访者，并可能了解到来访者为什么会对发生的事情感到沮丧。通过留意治疗师自己对来访者的沮丧的反应，治疗师也可能了解到，如果来访者让父母或原来的照料者感到不痛快，他们会被如何对待。来访者很可能会以别人曾经对他们表达不满的方式向其他人表达自己的不快。

破裂和修复会出现在整个治疗过程中，能提供丰富的学习经验。对治疗师和来访者来说，它们都是具有挑战性的，解决它们需要勇气和耐心。然而，当破裂被修复时，它们有助于来访者发展“习得的依恋”，这是一种在成年后产生的安全依恋经验。

边界问题

治疗师与幸存者的边界

在极端情况下，边界问题会对治疗产生很大的破坏性。乞求被接纳的来访者可能无法忍受存在适当边界的关系。或者，治疗师可能无法一边承接来访者的痛，一边继续保持边界，从而导致跨越边界或违反边界设定的行为。当边界过于僵化时，重要的工作可能不会取得进展，真正的联结可能不会发生，治疗师和来访者中的任何一方或双方都可能感到困顿、无效和受挫。治疗师如果觉得无法有效地处理来访者的巨大痛苦和无止境的要求，可能会逃离这种失败和不胜任的感觉，这会导致治疗过程过早终止。这会使来访者的羞耻感和自责感加剧。

最初，来访者可能没有意识到自己正在表达的需求是什么，以及恳求得到特别的对待方式是如何导致自我限制并使创伤延续的。设置边界并为来访者创造安全性和稳定性的核心涉及治疗师持续在场的能力、让来访者参与识别和理解治疗时出现的动力的能力、最终教育和告知来访者如何在不同的关系背景下合适地满足和表达自己的需求的能力。这个过程需要治疗师和来访者都有意愿和勇气，敢于在一个真实、开放、易于改变的空间里展露自己的脆弱。

边界问题经常表现为如下的要求：要求更多的接触、更多的会谈，要求拥抱、礼物、不支付账单，以及不适当的情感。更多的接触可能意味着在会谈之间通过电子邮件、短信、电话等方式进行联系。有时来访者要求更多的会谈并不是因为他们处于严重的危机中，更频繁的会谈可能比住院治疗更有益，而是因为他们可能希望通过治疗来填补他们在生活中对更多安全的人际接触的需求。虽然这是可以理解的，但它实际上可能会适得其反，因为它使迈入世界、建立治疗之外的友谊和亲密关系的需求减弱了。

要求身体接触、牵手、拥抱的情况是很常见的，在决定如何回应这个要求之前，治疗师需要确定这个要求背后的动力。在治疗领域，触摸确实是一个敏感话题。专业人士往往被划分为对具有治疗性质的触摸持开放态度的人和那些决定永远不触摸来访者的人。在这两个极端之间，治疗师和来访者之间缺少一种对话。康妮·达伦伯格（Connie Dalenberg）将其归结为治疗师没有接受过与来访者展开详尽的沟通的训练（Dalenberg, 2014）。也就是说，治疗师其实不是在交谈，而是在陈述自己的立场，而来访者要么选择适应，要么选择离开。重要的是，治疗师和来访者需要不断地谈论治疗过程中的所有方面，无论它是大事还是小事。

在谈论触摸的时候，治疗师和来访者需要了解一下它是什么样的触摸、发生在什么情况下、持续多长时间，以及原因。例如，有一位来访者要求，她希望在觉得自己要进入闪回状态时，伸出手来握住治疗师的手。对她而言，治疗师的手是可以令她的情绪着陆的，即使它不能阻止闪回，身体上的连接也能使来访者尽可能地留在房间里，并使其更容易度过闪回并返回当下。而其他人可能会被触摸进一步触发。所以治疗师最好去询问来访者并与其仔细地讨论，而不是做出可能造成更多困扰的假设。

在解离系统中，有关触摸的意义的讨论需要包括整个人，而不仅仅是此刻呈现的部分。如果治疗师不这样做，旨在稳定或安抚情绪的良性触摸可能会被来访者的某个部分以完全不同的方式体验。此外，伴随着对触摸的反应，来访者会产生内部的切换。这个人的成年人部分可能会转变为儿童部分，或者习惯对触摸做出性反应的部分。如果这种情况发生了，治疗师需要立即与这个部分合作，倾听来访者的反应，然后让来访者知道拥抱意味着什么和不意味着什么。

建议

留意在与来访者的关系中感受到的是亲近感还是疏离感。留意你的感受——你是向前还是向后倾斜？你是被对方吸引，还是在保持距离？当关系似乎忽近忽远，请追踪连接和断开之间的转变或模式。让来访者参与寻找“恰到好处”的亲密程度，并留意他何时需要靠近、何时需要远离。如果来访者有解离问题，有时来访者的某个部分或某些部分会追踪这些事情，并且能够告知治疗师自己是如何处理关系的这个方面的。这是一个自我管理的问题，即一个人试图建立一种联系，它要足够好，但不要太有威胁性。一旦模式被识别出来，来访者可能会开始期待进行某种转变。在这一点上，来访者和治疗师可以讨论如何有意识地管理依恋关系，如果其中任何一方注意到了某种模式，他就可以停下来找机会讨论，并选择是否继续这个话题。

公开讨论边界问题，以及它们是如何保障治疗师和来访者的安全的。“我非常能够理解，你希望让这件事变得与现在不同。这个需求很重要，并且值得我们关注。然而，如果我们只是跟着它走，不考虑我们在做什么和为什么，从长远来看，我们可能会让事情变得更加困难。因此，让我们来讨论这个问题，并寻找能够让你疗愈的最佳方案。”这让来访者和治疗师都有机会探索发生了什么，并找到既能够尊重双方又能带来最大的成功可能性的方法。

在很多情况下，现实可能并不能完全满足来访者的需要。这种需要可能在这个人的一生中都未得到过满足，而疗愈意味着使这些需求得到现实的、适当的满足，并且使来访者能够识别和哀悼生命中丧失的部分。

留意在治疗开始时的过度的要求或非正常要求。有些来访者立即想不受限制地见治疗师，他们需要知道这是不可能的，这些来访者需要有其他资源。治疗师可以帮助他们了解哪些资源可能是有帮助的，但来访者需要承担尽可能多的责任。当来访者的功能无法适应门诊治疗的限制时，治疗师需要帮助他们寻找其他资源（如果这些资源是可用的话）。如果没有其他资源，那么治疗师和来访者都需要尽力而为，并承认来访者的需要大于目前的工作所能提供的。这种情况对两个人来说都是非常困难的，所以他们需要能够公开谈论目前面临的挑战。当治疗师试图去做的事情多于他平常会做的时，治疗师的倦怠或来访者的依赖有可能出现。另外，来访者可能会有一种不断增加的、无法做更多的事的感觉，这使人感到耗竭和无望，在过去这种感觉对来访者来说太熟悉了。了解力所能及的范围并保持在这一范围内、诚实地面对自己能够做什么和不能够做什么要比为了让事情更好而形成力不从心的模式强。

安全的依恋来自照料者的可靠和始终如一。治疗师可以努力做到这一点，他们努力做到这一点的尝试将帮助来访者走向习得的依恋，即在成年时期形成的安全依恋体验。做到这一点的方法相当简单——说到做到，在任何时候都尊重来访者；在犯错的时候要说出来并道歉。这个理念并不难理解，但治疗师可能需要很大的勇气才能在关系中实现它。

依赖与支持

渴望被“拯救”的孩子

创伤幸存者在成长过程中由于原生家庭的功能失调而产生了发展缺陷和扭曲，他们往往缺少一个可以与之建立紧密联结的安全依恋对象。情感同频的治疗师往往是他们生活中第一个稳定的安全依恋对象。

另一个复杂的因素是一些创伤来访者有社交回避和退缩的倾向。他们缺乏足够的支持网络。他们的朋友曾表示，觉得自己被耗竭、被榨干了，这让来访者感到羞耻和被抛弃。他们渴望建立联结但又害怕被拒绝、被批评，这可能会使创伤来访者谨慎地寻求增加与治疗师互动的时间。

一个常见的动力是来访者试图将治疗师视为理想化的父母，即能够使所有事情恢复正常的“拯救者”。治疗师想帮助这个人，而这个人可能认为帮助就是拯救，他不清楚被拯救和被赋予自助的力量之间的区别。

有时，来访者的潜在预期可能是，治疗师教他们把握生活的所有努力都是把戏，治疗师是为了绊倒他们，让他们再次成为一个失败者。对于那些在童年时被设定为不断失败的来访者来说，希望成功的想法是愚蠢的。来访者可能会在内心深处经历一场内战，他既希望可以信任治疗师并尝试这些新的策略，又不信任和怀疑治疗师的承诺；他渴望以一种婴儿化的方式得到安慰和照顾，又对这种想法感到恐惧。

对于解离的来访者来说，这场内战需要治疗师不要“选边站”，而要帮助各个分身相互交谈，共同决定如何处理亲近的需要和保持距离的需要。

在以三阶段为导向的治疗模式中，创造安全性和稳定性是第一要务。来访者有许多制造混乱和困惑的手段和行为。贝塞尔·范德考克（Bessel van der Kolk）认为，制造混乱是回避与创伤有关的压倒性情绪的一种手段（van der Kolk and Greenburg, 1987）。在这个旋涡中，无畏的治疗师进入其中，帮助来访者找到安全性、稳定性和保障。

治疗师与来访者的关系往往类似于体育赛事中的教练和运动员，或者戏剧中的导演与演员之间的关系。世界级运动员的教练会花数个小时帮运动员分析比赛和他们在特定情况下可能应用的战略、战术。然而，在“比赛日”，运动员要自己上场比赛。教练在场边踱步，偶尔提出建议。著名演员有导演和表演教练，他们排练台词，专注于特定的姿态，并重点分析从一个词到另一个词、从一个音节到另一个音节的微妙的变化。在开幕之夜，演员上台表演，而导演则在一旁等待。

没有运动员能赢得每场比赛。没有演员每晚都能展现出获奖级别的优秀台词功夫。教练（或导演）会和选手（或演员）一起回顾选手（或演员）的表现。错误和胜利都会被剖析和探索，所有这些都是为了改善下一次的表现，这些都是在充满支持和鼓励的环境下进行的。

创伤治疗师的挑战在于了解如何在来访者尝试新的应对技巧和策略时，站在他们身后给予支持，为他们提供足够的鼓励和教育以协助他们成功。

许多来访者没有体验过能够提供这种支持的关系。纠缠和抛弃之间的区域是未知的，他们会经历一些处在中间的新东西，但在相当长的一段时间内，他们会以为这是纠缠和抛弃中的一种。评估和再评估角色和责任对于成功把握这种动力至关重要。

观察这个过程可以改变互动，并带来一种新的存在方式。治疗师可以像这样说："看来我们在这里的选择非常有限。这就和你在你的家庭里时面对的情况一样，我们只能在受害者、虐待者或拯救者之中做出选择。这很可悲，因为这些角色中没有一个能让你完全成为你自己或获得自由。现在，我们只是在互相交谈，这是你在家里无法体验的另一种存在方式。当我们这样交谈时，我们俩都在尝试以一种我们都感觉良好的方式进行联结，一种对双方都不会造成伤害，能让我们自由地表达自己并相互尊重的方式。这对你来说是什么感觉？"

治疗师可以向来访者反馈自己被卷入重演（re-enactment）①的经历，这是很有力的。治疗师在描述自己的经历时，会猜测对方通过行为传达了哪些他从未说过的感受。例如，在一次非常令人沮丧且没有结果的交流之后，治疗师可能与他自己的内在感受连接起来了，并认识到了来访者在尝试表达的潜在信息，他会说："我想知道你是否对此感到熟悉？你觉得挫败、愤怒，你尝试了你所知道的一切，却没有看到任何效果，你感到无力和无望，认为你所做的一切都不会带来改变，你想

① "重演"指重温创伤性事件及关系，重新体验与之相关的原始情绪的过程。——译者注

要放弃。你了解这些感受吗？”在这种情况下，被卷入重演的治疗师为来访者的体验发声，看到并真正了解到了一些来访者在原始创伤中的感受。被看到让这些感觉被命名、被确认，这往往会使来访者的重演停止，或者至少能让它出现片刻的意识化——这会成为改变的基石。从这一点上看，这种经历是可以以一种有利于疗愈的方式被处理和谈论的。

如果存在一种重演模式，请留意到这一点，并关注这个模式是什么时候开始的、是什么促使它开始的，以及它带来的结果是什么。有时，人们获得关注和关怀的唯一途径就是通过行动宣泄。他们可能已经屏蔽了创伤，他们与自己的体验脱节了。他们可能不知道如何要求得到他们需要的东西，或者他们学到了提出要求不仅会导致他们得不到想要的东西，还会导致他们得到完全不同的东西，如羞辱、忽视和虐待。

卡普曼三角

被卡在角色中的来访者

卡普曼三角辨认了关系中的既定角色，由于其动态中的固有行动，它也被称为戏剧三角。它是由斯蒂芬 · B. 卡普曼（Stephen B. Karpman）在 1968 年提出的（Karpman，1968）。从那时起，它就成了一个非常受欢迎的、有用的代表，它展现了功能失调家庭和系统中常见的动力。卡普曼描述了一种亚文化中的角色，它们将一个人束缚在特定的行为中，最终阻碍个人成长和赋权（见图 6.1）。

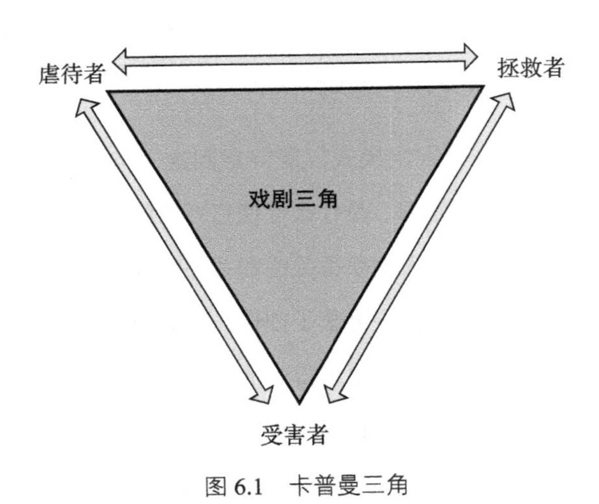

图 6.1 卡普曼三角

幸存者通常会在他的心理和生活中呈现出这些角色。在治疗中，自我见证和意识化的过程创造了另一个视角，它可能被称为观察自我（observing ego）、精神视角、觉悟、正念状态或其他一些超越这个三角关系的状态。看到这种状态为治疗提供的力量和智慧是非常有帮助的，这为人们走出三角模式提供了方法，并且使人们开始有意识、有目的地启动新的行为。

如果幸存者只有这三种可能的角色，他就会被困在重演中。停止重演的唯一方法就是走出戏剧三角，把它看作有局限的、悲剧性的容器。戏剧三角中没有自由。就像众所周知的百慕大三角一样，它会使人们在那里迷失，最后永远消失。他们真正的自我或精神在那些没有任何出路的角色上空盘旋。

当幸存者走出了戏剧三角，能够将自我与角色分开，不再认同它们，不再在它们的约束下行事时，他会说："我曾遭受创伤，但我不是我的创伤。我曾经受害，但我不是受害者。我曾有意或无意地伤害过别人，但我不是虐待者。我曾经帮助过别人，但我不是拯救者。我是一个人，一个独特的人，我独立于我周围的一切，又与之相连。我无法掌控，但我有个人权力。我不是全知全能的，但我有智慧。我内心有能力去爱和被爱。我可以在我的一生中继续成长和学习，这将使我和我周围的人更加充实。"

曾经生活在功能失调家庭中的人学会了三种相当僵化的角色之一——虐待者、受害者和拯救者，他们会把这些角色带到治疗中。专业助人者经常被期待成为拯救者。当这种情况没有发生时，他们可能会被视为无力的，就像受害者一样；或者被视为像虐待者一样——强大却故意不提供帮助。虽然这对治疗师来说往往非常令人沮丧，但这并不是来访者有意为之。这是这个人所知的、与人交往的唯一方式。对于治疗师来说，看到来访者从一个角色变成另一个角色，并将治疗师反复置于这三种角色中的某一种（它往往是来访者认识的唯一一个角色）中可能是非常令人沮丧的。治疗师往往是来访者表达愤怒的对象或渴望拯救的目标，通过这一点，治疗师可以感受到来访者被困在这些角色中的感觉——他们被伤害，或者试图帮助自己或他人。这一切的结果就是痛苦和绝望的感受，就像来访者感受到的一样。

扮演这三种角色中的一种是来访者学会的处理关系的唯一方式——单纯地待在当下不是属于他的体验，而且这对他来说太可怕了。在虐待的情况下，呈现真实的自我是令人害怕的——“如果我被看到了，我就会受到伤害”。来访者提供的真实信息越多，这些信息就越有可能被其他人利用去对付来访者。退缩并学习只通过角色进行联结是具有适应性的，并给人一种能够预测可能发生什么的感觉。如果这个人要变得全然在场和真实，他就要活在当下，不去控制正在发生的事情，而是积极地与之互动。这些是人在安全且充满信任的环境中学到的技能，这些技能涉及允许自己脆弱。这需要足够的安全和信任，如果没有这些，允许自己脆弱则会带来受虐之感。

一位来访者习惯在圣诞节当天早上打开她的圣诞礼物进行分类，她会把真正喜欢的礼物放回树下，就好像她对这些礼物不感兴趣一样。对于她略微感兴趣一点的，她会玩一下。对于那些她不喜欢的，她会经常玩。那天下午，爸爸会醉醺醺地回来，乱扔东西，最后会抓起她正在玩的东西，不管那是什么，把它打碎。这时他就成了施虐者，而她（通过她的玩具）成为受害者。她知道这种模式，所以她要拯救她的玩具。她要确保他打破的东西是她不喜欢的。然后她会被命令回到她的房间，在那里她把她最好的玩具放在玩具箱的底部，而把不那么好的东西放在上面，她以这种方式继续努力保护她最喜爱的东西。因此，真实和诚实会导致丧失，而扮演一个角色则要安全得多。这促成了她的行为和其他人的行为，并使事情变得可以预测。

逃离戏剧三角使成长和获得自由成为可能，这涉及对当前经历的反思能力。正念、好奇心以及观察自我和他人的能力对减缓并最终停止旧的、功能失调的模式非常有帮助。

建议

治疗师可以带领来访者进行戏剧三角练习，请他画出并解释三角和其中的角色。

让来访者识别家庭中的角色，以及家庭成员是如何扮演这些角色的。然后，让来访者看看他是如何适应这些角色的，以及哪些角色是他最常扮演的。对于解离的来访者，让他们探讨其内部系统是如何反映他们原生家庭的那些角色的。

从来访者选择的任何一个角色开始，回顾四个角色中的每一个——施虐者、受害者、拯救者和观察者（系统之外）。让来访者处在特定的情绪状态中，去连接身处那个角色的感受。让这个人试着体会他的身体有什么感觉、他携带的能量，试着体会处于这个角色的人会以什么方式坐着，会如何看待他自己、其他人和这个世界。然后让这个人与这个角色说话，描述这些体验，同时仍然保持与这个角色的身体连接。例如，在施虐者的角色中，这种体验可能是感受到自己的身形高大，比实际的体型更高大；自己坐得很高，咄咄逼人地向前倾，并发号施令。在受害者的角色中，体验可能是感到身体垮了，心智和能量很弱，自己摊在椅子上，畏畏缩缩。在拯救者的角色中，体验可能是一种不同的力量感和紧迫感，这个人张开双臂主动靠向受害者，试图挡在施虐者和受害者之间。在观察者的角色中，人们通常会有一种意识到这个包含三种角色的系统是陷阱的感觉——在这里每个人都受到了限制，并陷入了一种不会成功的动力。

对于个人来说，这个练习可以帮助他识别自己在家庭中扮演的角色，以及这些角色是如何被内化的。对于解离者来说，这些角色可能是由人的不同部分扮演的，因此，重要的是看这个人是否能够与自我的其他部分分享经验。例如，最了解施虐者的部分可以分享这部分经验，而扮演拯救者的部分则分享处于该位置的感受，而承载受害者角色的部分则分享“他”的自我意识、“他”与身体的连接，以及“他”对他人和世界的观点。最后，这个人尽可能地与成为观察者的部分连接在一起，以走出角色交织的三角地带，获得新的视角。

这个练习也可以被用在实习生、研究生、为创伤幸存者工作的临床医生、研究者或督导小组的同事身上。每个人都有机会进入各个角色，尝试连接该角色具有的身体方面的特征、感受这种感觉、识别谁会在虐待情境下处于这些角色中，以及心智是如何在人的意识中延续这些角色的。最后，人们还将有机会从这些角色的角度出发，了解这个角色是如何体验和看待其他人或治疗师的。

观察者是内在的自我，不受角色的束缚。这是人真正的力量所在。觉察可以改变大脑的结构。这就是那个内在的连接，那个“我”在说“我受够了！”，并且希望改变。当人们不再认同角色，而认同这个“我”时，他们就能连接自己真正的力量，并远离破坏性角色。

对治疗师来说，这个练习能使他们发掘自己的内在经验，更好地了解自己。这样一来，他们既能识别来访者的体验，又能提高他们自己运用移情和反移情的能力。

角色驱动的关系

被淹没在僵化的角色中的真实感

创伤幸存者经常生活在对抛弃、拒绝和湮灭的恐惧中。许多人持有深刻的羞耻感和这样的核心信念——如果其他人看到“真实”的他们，他们就会被虐待和排斥。这种对真实自我的恐惧导致幸存者通过特定的角色与人建立关系。

角色驱动的行为和关系提供了一种虚假的安全感。在敌对的、不可预测的环境中长大的幸存者通过发展多种建立关系的方式来适应这种混乱，以获得需求的满足并保持生存。乔瓦尼·廖蒂（Giovanni Liotti）（Liotti，1992）和其他人写到，生活在功能失调且存在虐待的家庭中的孩子无法预测照料者可能在何时以何种样子出现。由于无法做出这样的预测，由于家庭中没有一致性，孩子不得不发展出多种建立关系的模式。为了组织这种混乱的体验，幸存者依赖于角色驱动的关系模式。角色限定了行为和关系模式，创造了某种程度的稳定性。此外，角色驱动的行为就像面具一样，将来访者的真实自我隐藏在一套规定的特征和行动背后。

不幸的是，这种策略有其缺点和局限性。成长需要人有一定的忍受转换和变化的能力，需要人对新事物持开放态度。而在开放的地方，人们会感到很脆弱。当环境不安全时，脆弱是异常危险的。此外，在功能失调的家庭中被定义的角色相互配合，创造出了来访者所知道的唯一的稳定性。在功能失调的家庭系统中，施虐者和其他顺从者希望维持一种平衡，因为他们知道任何形式的改变都可能扰乱这一切。家庭需要来访者扮演既定角色，接受特定行为。父母希望孩子满足他们的需要，不去挑战那个功能失调的模式，不去质疑功能失调的方式。这样，孩子长大后就不知道还有什么其他的建立关系的方式。

在一些功能失调的系统中，角色的设置是基于其他更严重的原因。极端的角色可以在危险的系统中被找到，而且几乎总是出现在犯罪系统中。在这些情况下，人们被当作物件，他们的行为被有权力的一方操控，如果其行为没有满足有权力一方的要求，严重的后果就会出现，有时这些后果会危及生命。

角色驱动的行为是基于外部控制点（这一点将很快被讨论）的。来访者选择了最适合对方要求的角色，而不考虑这个角色会如何反映来访者的真实自我。为了“成为”这个角色，来访者不得不去否认和抛弃自己的感觉、愿望和需要，从而导致了怨恨、内化的冲突、抑郁和绝望。

斯德哥尔摩症候群

有些受害者会与虐待者站在一边

斯德哥尔摩症候群使创伤幸存者的生活更加困难。这种关系模式是以 1973 年发生的一起银行抢劫案命名的，它描述了受害者与施虐者的关系动力的另一个方面。

在斯德哥尔摩症候群的案例中，存在某些条件。受害者依赖施虐者生存。施虐者可能控制着食物和水，可以限制幸存者的睡眠。在最初的银行抢劫案中，袭击者有枪，并威胁要射杀人质。受害者被孤立，与其他支持手段隔绝，他们的需求只能通过施虐者得到满足。食物、衣服、住所和任何形式的潜在保护（甚至来自施虐者本人的保护）人们只能通过施虐者的意志获得。

为了生存，受害者与施虐者结合在了一起，接受了施虐者的看法和信念，相信了施虐者的说辞。作为一种生存策略，这种关系动力非常有效，以至于在有人质被劫持的情况下，人质谈判专家会鼓励受害者和袭击者之间的这种联系，以增加其生存的概率，尽管这可能导致人质在随后的起诉中不那么得力。人们可以把帕特里夏·赫斯特（Patricia Hearst）或坦雅·哈丁（Tanya Harding）看作斯德哥尔摩症候群的极端例子。如果受害者被解救出来，随着时间的推移，这种依恋可能会变得非常强烈，以至于受害者可能试图回到施虐者身边，为施虐者辩护。在某些情况下，受害者甚至会与虐待他们的人结婚。

斯德哥尔摩症候群的另一个方面是，当它延伸到实际事件之外时，它可能是受害者为情感上的牺牲进行辩护以保全一种意义感的尝试，这是一种对认知失调的反应——与侵略者结盟引发了认知失调。

在解离的人当中，让自我的一部分与攻击者结合有助于其他部分保持分离状态，也能帮助来访者在这种情况下生存下来，同时保留一种自我感。自我的其他部分可能会帮忙分担一些压倒性的体验，或者对事件的多种相互冲突的情绪反应。在当下表达想法和反应是不安全的，而自我解离的部分使人能够应对他本来无法应对的经历。由于一个或多个部分承担了顺应施虐者的要求的任务，其他部分能够避免这些创伤，因此受到施虐者牵连的部分保护了自我的其他部分，使其不会感受到被攻击，就像军队保护平民一样。对于那些与施虐者结合的部分来说，如果“他们”真诚地感受到一种积极的联结，那么这是最好的，但这并不是对整个人与施虐者的关系的真实反映。这只是一种试图在可怕的情境下生存的方式。

建议

认识到与施虐者联结的本能。治疗师应该帮助来访者理解和感谢这种能力。另外，与施虐者联结的部分在与其联结的过程中所经历的事情可以帮助治疗师理解虐待发生的背景——施虐者的动机是什么。通过观察，这个人可能会更好地认识到，虐待与他本人无关，而是施虐者针对自己内心的挣扎的行动宣泄。我们希望幸存者能够从与施虐者的关系中挣脱出来，知道自己从未被真正地视为一个独立的人，而只被视为施虐者内心舞台的一部分。有了距离和安全感，幸存者可以在对施虐者抱有同情、能够感受到这个人的伤痛的同时，持有强烈的情感边界感，这能防止他进一步掉入陷阱。在别人内心失常的戏剧中扮演角色并不能帮助任何一方疗愈。

认识联结或顺从的部分与抵制、拒绝或回避施虐者的要求的部分之间的关联。探索在创伤事件发生的过程中，自我中与施虐者联结的部分在何时出现，以及是如何表现的。在这个“转换”之前，来访者呈现的是自我的哪个部分？当寻求联结的部分感受到之前那部分所感受到的愤怒、怨恨或恐怖时，会发生什么？需要注意的是，来访者在尝试这个整合任务时，需要有足够的自我力量、内部资源和内部合作能力。

关于斯德哥尔摩症候群以及人们在被劫持成为人质的情况下的反应的心理教育对削弱羞耻感和自我责备非常有帮助。另一个模式来自一个关于如何为危险任务挑选志愿者的漫画。军官呼吁自愿承担任务的志愿者朝前一步站出来。一个毫无戒心的人选择站在原地，没有选择当志愿者。然而，队中的其他人都退后了，留下我们这个不幸的主人公不知不觉地“自愿”了。这个模式反映出，这不是一个有意识的选择。相反，“其他人”都离开了，而自我的一部分却发现他自己在浓重的硝烟中做着为了生存他必须做的事情。

这些建议在处理愤怒和攻击性分身方面也很有效。对施虐者的内化可以被看作与斯德哥尔摩症候群相似的处理过程。

控制点——内部和外部

谁掌握着权力

内部控制点影响着一个人对自己的信任感、一个人能够发起并有力量地指导自己的行为和生活的能力。

控制点指的是有关谁在一个关系中拥有权威的看法。具有内部控制点的人觉得他们可以对发生在自己身上的事情产生影响。他们感觉到自身的权力，他们有个人力量，并有能力在必要时使用它。相反，具有外部控制点的人觉得权力被他们以外的人掌握着，为了满足自己的需求、减少受伤的机会，或者只是为了生存，他们必须做对方要求或期望他们做的事情。他们没有个人力量感。

要确定一个人是具有内部控制点还是具有外部控制点，我们可以考虑以下问题。谁掌控着你的生活？谁有创造变化的权力？具有内部控制点的人认为他们能够在自己的生活中创造变化。具有外部控制点的人认为，指导他们生活的力量不在他们的掌控中，而是在其他人手中。

具有外部控制点的人很熟悉的一句恳求是，“你只要告诉我该怎么做就好”。

正如前文所讨论的，角色驱动的行为和基于角色的关系模式促成了外部控制点的形成。继续坚持角色驱动的行为会导致外部控制点得以维持。因此，受害者可能会一直扮演受害者的角色，因为他已经形成了外部控制点，对他视为说了算的人言听计从。这种动力往往是对一种关系的适应，在这种关系中，幸存者要么听从命令，要么受到惩罚或被遗弃。顺从提供了更好的生存机会，所以受害者有必要学会关注有权力的一方。随着时间的推移，任何来自内心的翻涌——内在的自我感——都会消失。

当具有这种动力的人进入治疗时，他们可能看起来是模范来访者。他们会做任何被要求做的事情，甚至试图揣测治疗师的愿望。

然而，治疗师往往感觉来访者并不真正在那里。这里没有有关什么对来访者最有帮助的真诚的讨论，没有来自来访者的不同意见或其他建议，没有对任何事情的抵抗。这些来访者可能已经彻底习惯了唯命是从，他们不知道自己真正想要的是什么。

人们习惯于生活在他们出生和成长的环境中。条件反射是一种学习行为，使人自动化地做出反应，这些反应是养育者或其他对孩子有权力的人认可和接受的。条件反射可能很简单，就像在社交中学会自动地说“请”和“谢谢”一样。它也可以走向极端，变成严重的控制。它被一些人称为“精神控制”，极端形式的条件反射试图将人束缚在不利于保持健康和理智的行为中。严重的条件反射经常出现在有组织的虐待情境中，如犯罪团伙。在这些极端情况下，人被利用，被视为商品，被非人化地对待，手段残忍。他们感到无能为力，习惯了顺从。如果他们不服从，他们往往会被殴打。如果他们设法逃脱，他们会怀揣着大量的恐惧、痛苦和愤怒。打破他们的条件反射需要时间和耐心，他们需要反复练习通过有意识的思维和有计划的行为来对抗条件反射，直到条件反射被终结。对这些人的治疗可能包括各种类型的系统脱敏。

在解离系统中，条件反射可能涉及使一个人进入自我的某些部分的触发因素，这些部分已经受到施虐者的训练，去为某种特定用途服务。这是一种极端形式的外部控制点。这个人作为一个整体可能甚至没有意识到那个条件反射的部分，或者他可能知道，但会因与它有关的行为而否认它。我们可能看到，通过自我的内部分裂和对这些部分的回避，这个人表现出了距离真实的自己多么的遥远的行为。整合自我中被条件化成以极端的方式行事的部分意味着接受这样一个事实：人类的适应能力很强，为了生存人几乎可以做任何事情，甚至在他们宁愿就这么死掉的时候。

在某些情况下，为处理最严重的虐待而出现或被创造出的自我部分仍然对整个人的行为有控制权，这使自我中更脆弱的部分无法被接触到。他们这样表现可能是因为他们仍然认为自己处于危险之中，这可能是真的，所以他们表现为拥有掌控权的人，这反映了他们在虐待情况下经历的外部控制。这可能是他们能够创造出的唯一的内部控制点。他们也可能背负着强烈的痛苦，以至于他们需要保持一种保护模式，以便感受到自己是可以生存下来的。人在监狱、战区或其他不安全的情境中可能需要强硬的外表，这使他们的成长和疗愈变得更加困难。

孩子在被虐待的过程中，由于经历了混乱的关系、接收到了矛盾的信息，往往会发展出对控制点的困惑。孩子没有权力和能力改变事件，但孩子往往因成为虐待的对象而被指责。从孩子的自我中心的角度来看，他们是有责任的。这个站不住脚的信息是“我先控制了你，你才来控制我”。责任从权力中被分离出去。有权力的人没有承担责任，而被迫承担责任的人并没有权力。

这种动力会变得更加矛盾，因为孩子怨恨和反感被控制（被虐待）以及所有这一切。孩子试图拒绝和破坏这种被控制的感觉，但缺乏任何明确或有用的模式。他们试图开诚布公地坚持自我，却遭到了更严重的虐待和拒绝。孩子只能求助于愤怒和攻击（在功能失调的家庭中，这是建立和表现控制的常用手段），或者转向操纵的形式。对施虐的父母使用公开的、攻击性的策略往往是危险的，与施虐者对峙无异于自杀。因此，创伤幸存者经常发展出一系列隐蔽的、操纵性的策略以破坏他人的权力并获得需求的满足。需要额外注意的是，他们使用这些策略并不是出于作对的企图。相反，它们是幸存者用来保护内心和满足需求的最佳方式。当时他们没有更好的替代方法可用。

不幸的是，这些策略要么是具有控制性和虐待性的，要么表现为顺从和操纵，都会给关系带来巨大的破坏。最有可能与我们的来访者一起在这些条件下建立关系的人本身就是有功能障碍的或危险的。这些扭曲的关系充斥着矛盾的信息和随意破坏其伙伴的声音的企图，并会加剧脆弱的、不安全的联结。由此产生的爆发和一连串失败的关系会进一步让我们的来访者被定义为难以相处的、不讨人喜欢的和充满耻辱的。

另一个使情况更加悲惨的动力是，被虐待的人有避免在这种情况下感到完全无能为力的需要，即使他们确实如此。他们经常由于被虐待而遭受指责，经常为此承担责任，而不是面对完全没有权力的现实。他是在企图维持一种幻觉，即自己有能力影响变化，以拥有某种自主感或个人力量感。通常情况下，他们唯一拥有的实际的权力就是生存，有关这种动力的评论是有帮助的——即使他们宁愿选择死亡，他们的身体也会选择生存，这是一个有力且深刻的觉察。

在功能失调家庭中，权力的最常见模式是“权力凌驾”（power over）模式或“权力 = 对他人的控制”模式。施虐者支配并控制受害者，在关系中建立权力等级。这种模式反映并支持了前面我们讨论的外部控制点范式。

这种模式本质上是一种“零和博弈”，无论其中一方得到什么，另一方都会失去。在这个框架内，施虐者是赢家，受害者是输家。输意味着放弃自己想要的东西和愿望；交出自主权和掌控自己命运的能力；牺牲自己的意志，采用一种外部控制点。

由于有失败的历史，创伤幸存者在处理关系时，深信自己会被控制，会落败，会失去发言权，会处于不平等的地位。他们的愿望是不要输。然而，在这种模式下，成为赢家的唯一方法就是成为有主导权的施虐者。为了取胜，幸存者必须成为施虐者，演绎虐待关系的动力，采用曾经被用在他们身上的施虐策略和技术。来访者采用这种行为模式和策略，是因为这是他们知道的唯一可行的模式，在他们的工具箱中，可用的工具数量有限。此外，他们有第一手的经验，这些虐待性、支配性的行为似乎能很好地帮助自己掌控另一个人。然而，支配另一个人的行为本身就破坏了关系的结构，无论关系是哪一种。因此，赢家也是失败的。

在任何关系中，幸存者都在评估他们将扮演哪一个（几个）角色。当机会出现时，幸存者可能会表现为加害者，即具有控制性和支配性的、强大的施虐者。当情况不稳定或不确定时，他们可能会退回到无发言权的、充满羞耻感的、被动的受害者身份。当创伤受害者患有解离性身份障碍时，他们往往有几种自我状态，它们表现为施虐者或受害者。此外，这种加害者与受害者的动力关系也会在内部上演。

这种不同角色之间的交替在大多数关系中会造成破坏，导致持续的人际关系失败以及反复受害。在治疗关系中，这种行为导致了不光彩和无用的标签，加剧了来访者的羞耻感和失败感。如果治疗师期待来访者以体现尊重和互惠性的“合适”的方式行事，却不首先阐明和示范这种行为，来访者的羞耻感和隔阂感会加剧。治疗师需要温和地、持续地实践和重新引导，以帮助幸存者学习、尝试并最终依靠健康的替代方法。

为了教授和示范权力和权威的健康表达方式，治疗师需要了解权力和权威的理性和非理性形式之间的区别。埃里希·弗洛姆（Erich Fromm）在《占有还是存在》（*To Have or to Be*）一书中明确指出，“理性的权威建立在能力的基础上，能够帮助倚靠它的人成长。非理性的权威建立在权力基础上，剥削所有受制于它的人”（Fromm，1988）。

人们很容易看出幸存者是如何屈从于非理性权力（即“权力凌驾”）的，他们为如何在不变得像施虐者一样的情况下，发展自己在世界中的权威感感到困惑。治疗师需要帮助来访者认识具有促进作用的权威和具有阻碍作用的权力之间的区别，使他们清楚地认识到，他们的疗愈和获得的力量不会导致他们和曾经的施虐者一样，而会使他们明显地不同于施虐者。治疗师在分享他的知识和支持来访者的自我发现和成长的过程中，也在示范理性权威的样子和“用权力合作”（power with），因此来访者会通过在治疗环境中接触的新知识和经验，了解到人生中这一重要的部分。

在与来访者讨论权力和控制的概念时，为一个人表现、表达以及体验权力感提供一个新的模式是很有帮助的。弗洛姆的“理性权威”是一种“共享的权力”或“用权力与他人合作”模式。这是一个以合作为基础的模式，反映了两个（或更多的）人的合作可以创造出一个比一个人单独行动时所创造的更伟大的整体（Gestalt）。这就像是一个管弦乐队，所有的音乐家将音符、主旋律、和声、反调旋律分层交织，创造出比独奏更宏大的表演。

建议

人们需要基于理性权威的合作模式。

合作模式，即理性权威的一个关键组成部分，是指与参与者共同创造一些东西，共同参与创造的行为会引发一种掌握感、胜任感和健康的合作经验。而“权力凌驾”模式，即非理性权威，是建立在战胜和支配另一方的基础上的。以下关于制定家庭作业的指导旨在促进内部控制点的发展。

在治疗中，当提问或谈话可能可以更有效地让来访者参与进来时，注意它是否给来访者带来了太多的指示。任务和家庭作业需要包括开放性的选择，例如，治疗师可以在提出建议之后说：“你看看你能不能找到一种让你感觉合适的方式来表达刚刚出现的东西？”具有外部控制点的来访者会试图揣测什么样的表达方式最能取悦治疗师，因此，治疗师可以补充一点，向来访者传递这样一个挑战，即与治疗师分离，去取悦自己。一个积极的双重束缚可能是让来访者知道，看到他找到让他自己开心的事物是很令人开心的，所以取悦治疗师变成了做一些真正取悦自我的事情——“我真的很想看看什么是让你自己满意和高兴的、你会选择去做什么”。

允许来访者更改作业。修改作业的来访者往往能更快地得到改善。当来访者将作业重新调整得更符合他们当前的需要、更适应当前的局限性时，他们在治疗过程中在扮演更积极、更合作的角色。在与每个来访者一起工作时，去了解为什么这些改变是重要的，以及它们是怎样对来访者产生更大助益的，这是了解来访者需求和目标的额外治疗材料。

当来访者改变任务以有效地弱化它时，临床工作者被鼓励去探索有助于建立安全感的积极举措。这些修改是如何提供安全感的？为什么这个部分的安全感很关键？这些都是帮助治疗师谨慎地处理治疗节奏的至关重要的线索。

要小心那些看起来过于顺从的来访者。鼓励来访者提出其他可能的想法或做出其他的反应。用缓和的语气为来访者做陈述，为那些与治疗师不同的解释留下空间；提供看问题或做事情的其他方式，让来访者选择或建立其他东西；关注过程，而不是最后的决定。教来访者如何考虑不同的方案、如何看到每一个方案的优点和缺点并最终选择一个看起来最适合来访者的计划。治疗师可以在这个过程中提供辅助，补充每个选择的正反两面，并鼓励来访者在确定要尝试的东西之前，先在不确定地带待上一段时间。这样的比喻可能是有用的——这就像配眼镜，眼科医生会在调节度数的时候，反复地问："这样好一点吗？还是情况变得更糟了？"这全凭病人回应哪个度数使他看得更清楚。教来访者观察和评估不同的技术、家庭作业或治疗面诊的框架带给他的感觉和影响，可以帮助他发展内在的自我感。

个人化：对自我的好奇

对这样的一些人来说，从基本的东西开始可能会有帮助。就像孩子们通过试验知道他们喜欢的东西一样，这些人可能需要学习、尝试。例如，来访者可以上网挑选一些东西、一件衬衫或其他物品，然后选择一种在那一刻看起来最有吸引力的颜色。购买不是必需的，这样做不是为了拥有它，也不是为了展示给别人看，只是为了练习挑选东西，就像一个孩子选中引起他注意的彩色物品一样。其他一些发现喜欢的东西的方法还包括翻阅菜单或食谱、挑选看起来不错的东西，或者唱歌、演奏乐器、写作、跳舞或绘画，这只是为了体验，而不是为了给别人看。这些时间都被花在对自我的好奇上，人们在别人的视线或控制之外，努力发现内心感觉真实的东西。

假设性的问题会非常有帮助，例如，“如果没有人看，你会选择什么？”“如果没有人知道，你会写什么、画什么、弹什么、唱什么？”“如果你能自动拥有某种专业技能，你会选择什么工作或职业？”“如果你出生在一个健康的家庭，你可能会有什么不同？”诸如此类的问题可以帮助一个人打开心灵，听到其被实际环境压抑的内在欲望、天赋和智慧。

学习如何真实地互动

学习如何展现脆弱的一面

要求满足情感需求需要人展现脆弱的一面，而被虐待过的人在这方面曾受到伤害。他们更难开口，即使他们有能力这样做。回想一下我们之前的故事中那个把圣诞礼物分类藏起来的来访者。对她喜好的了解会给施虐者带来权力。

给予来访者情感空间可能有助于他们产生足够的安全感来表达他们的想法和感受。治疗师询问他们，如果他们能提出要求，他们会要求什么，这是一种通过假设表达要求的方式，这使来访者可以保持一定的情感距离。他们可能仍然会说他们不知道。如果他们这样说，治疗师可以问如果他们其实知道，他们会怎么说。然后，如果他们仍然说“我不知道”，治疗师可以请他们去猜。最后一步是问他们，如果可以的话，他们会想象自己说些什么，哪怕只是为了迁就一下治疗师的请求。这通常会使气氛变得轻松，并使提要求的意义变得与原来不一样，以至于来访者不再感到危险。不管怎么样，重要的是来访者能够说出来。他说过之后，双方可以在他感到足够安全时进行讨论。

规则

来自虐待文化的典型规则

在虐待文化中存在着明规则和潜规则。疗愈的一部分是识别这些规则，并以力量和仁慈之心挑战它们。这些规则往往是通过羞耻和暴力确立的。即使虐待者不复存在，来访者仍可能在规则被打破时羞辱或伤害自己。打破这些规则并尝试其他建立关系的方式需要很大的勇气和对助人者的信任。把这一切都大声地叙述出来是有帮助的。然后，在打破这些过时的规则后，计划如何照顾好自己也很重要。找到一种安全的方式来认可这种将自己从让人虚弱的规则中解放出来的做法，可以增强成就感，并让人感到自豪，这是羞耻感的强力解药。

来自虐待文化的一些典型规则

不要说话

不要感受

不要去了解

不要暴露脆弱

不要想着自己

不要爱任何人

不要爱任何东西

不要抱有希望

别人要你做什么就做什么

千万不要说“不”

人们在治愈的环境中受到的教导

要去表达

要去感受

要去了解

可以展现脆弱

为自己考虑

爱他人

爱动物，爱这个星球，等等

抱有希望

做你想做的事

在合适的时候说“不”

从第一个清单转向第二个清单通常会激起自私和以自我为中心的感觉。实际上，一个人在从无私走向自我照顾时，的确是在朝着自私的方向移动，但他们非常不可能真的变得自私。如果他们做到了一半，那就完美了，那就是合适的自我照顾所在的地方。治疗师可以告诉来访者，如果他开始有自私的行为，治疗师会说些什么来帮助他意识到。同时，来访者可以问治疗师“我这样做是不是自私？”，治疗师可以说“你觉得呢？”，并帮助来访者处理什么是健康的照顾自己的感觉，以及当他越过了这个点，开始做一些自私的事情时，那又是什么样的感觉。这种交流可以帮助来访者从内心深处了解自我照顾和自私之间的区别——这两者在内心体验和关系中其实是不同的。

无私<————>健康的自我照顾<————>自私

如果自我意识太少，关注发展自我可能会令一个人感觉不对。他内心当中没有同时关注自我和他人的平衡地带，也没有处理这两者关系的需要。这是一个灰色地带，大多数虐待幸存者对灰色地带并不熟悉，这让他们感到非常不舒服。非黑即白、非此即彼的情境更让人舒服，尽管它们根本不能很好地发挥作用。

在非此即彼的情境中，总有人或事被忽视。然而，通过协商使两个人的需求都得到满足，这要求人有很多技能，而幸存者从未有机会学习这些技能。这并不意味着他们不能学习这些技能。有意识地学习这些技能的人最终可能比那些自然而然地使用这些技能的人用得更好。

打破旧规则带来的另一个问题是，当一个旧规则被识别和移除时，情感冲击会伴随而来。对本该发生但没有发生的一切感到悲痛，或者对旧规则带来的影响感到愤怒，是人们在放下旧有存在方式时的两种常见反应。人们也可能责备自己没有早些打破不利的规则。这往往是另一个旧规则的重现，即要求一个人在有机会学习之前就掌握他不知道的东西。那些因为不会阅读、不会做饭、不会照顾大人而受到惩罚的孩子学到的是他们应该掌握自己从未有机会学习的东西。他们的不会导致了惩罚、无助和羞耻感。在疗愈过程中，同样的模式可能会出现，他们因为自己的不了解而对自己感到愤怒，即使他们从来没有学习的机会。这对这个人来说是不公平的。没有人应该掌握他们从未有机会学习的东西。这个现实对幸存者来说可能非常难以接受。

创伤来访者在进入成人关系时，会寻找线索，了解他们的新伴侣希望他们成为什么样的人。诸如“做你自己”之类的开放性的、善意的陈述会在他们的心中激起害怕和恐惧。他们没有“你自己”的参考点。他们确信，任何不与对方同步、不回应对方的表达都是错误的，惩罚和羞辱肯定会随之而来。

在第 6 章中，我们讨论了功能失调的家庭倾向于将儿童推向特定的角色以维持家庭的平衡。我们进一步注意到，儿童为了与混乱的父母联结、应对他们多种矛盾的要求，发展出了多种相互冲突的角色或做（和不做）自己的方式（Liotti，1984）。来访者经常提到这一点，好像他们学会了戴许多不同的面具。实际上没有人见过那个真正的、真实的人。更糟的是，他们自己也不知道自己的真实自我。他们没有被准许表达自己的需求、愿望、感受等。他们不被允许拥有自己的梦想。为了生存，他们不得不使自我感屈从于施虐者。这种生存技能已经成为一种持续的生活方式。

自我表达和自我感之间的关系

“我不想失去自我，也不想失去爱”

自我的概念对于领会和理解持续创伤的影响的多个层次及其细微差别、角色和规则的力量，以及治疗的复杂性至关重要。范德哈特、尼仁惠斯和斯蒂尔等人（Steele et al.，2006）将“自我”看作一种组织结构，一个从我们日常生活中的事件、情感、思维和行为中不断地创造一个全面、一致的动态整体的过程。如上所述，廖蒂认为儿童通过塑造他们正在萌发的自我感来回应照料者的（一致的或混乱的）要求。

罗伯特·D. 斯托罗楼（Robert D. Stolorow）（Stolorow，2015）从一个现象学语境来理解这个过程，其中情绪体验和组织它们的结构是在一个关系或"主体间"框架内产生的。他继续指出，反复出现的模式导致了一些原则，这些原则也可以被称为认知 - 情绪图式（cognitive-emotional schema）或"意义架构"（meaning structures）。他认为，这些原则是前反思性（pre-reflective）的，通常是无意识基质，我们借此组织我们的行为和体验。

"这些由主体间衍生出来的、前反思性的组织原则是人格发展的基本构件，它们的整体构成了一个人的个性。"（Stolorow，2015）

如果成长中的孩子有能力表达需求、愿望和希望，有能力用语言表达他们的日常体验，并在随后通过足够好的照料者的同频回应获得反馈，这有助于孩子发展他们真实的自我感。如果发展中的自我被限制为只能反映虐待性照料者的信念和价值观，如果孩子被塑造成满足父母的需要并否认自己的需要和愿望的样子，那么他们就不可能有真实的自我。相反，一个虚假的自我（或一系列虚假的自我）会出现，为施虐者和控制性他人服务。

至关重要的是承认和接受孩子独立的愿望、要求和行为，它们与父母的一系列人格构成是分离的、不同的。以无条件的、超越性的爱来满足这些差异可以进一步强化孩子与日俱增的自我感。这个过程的本质是接受孩子的对立行为、认知和在世界中的不同的存在方式。

当孩子在知道他喜欢什么的同时，认识到他不喜欢什么时，这些对立行为就会表现出来。拥有“非我”的感觉与识别“我”的感觉同样必要。孩子正在形成的边界感，以及他们建立和维持这些边界的能力尤为重要。

在功能失调的家庭中，无法说“不”以及无法界定和维持明确的人际关系边界使这种动力变得复杂。青春期的一个重要发展部分就是对立阶段。在这一发展时期，青少年在很大程度上脱离了父母的指令和期望。穿着方式、行为举止、音乐选择，以及代表他们自我感的一系列其他因素都从父母认可的模式转变为旨在将孩子区分为独立于父母存在的独立个体的模式。

在相当健康的家庭中，青少年（和父母）生活中的这段时期也充斥着“狂飙突进”，改变得到承认，以某些方式被接受，并最终得到解决。所有这些都是在一种持续的爱和被无条件接纳的总体感觉下完成的。

“我可能不喜欢你所做的事情、你的穿着打扮，以及你听的那些糟糕的音乐，但我会永远爱你。”（Glazier，1968）

不幸的是，在我们来访者成长的功能失调的家庭中，任何偏离虐待性父母要求的行为都是无法容忍的，会招致身体和情感上的虐待以及感情疏远和支持的撤回。与外界同龄人的联系被阻断了，青少年获得支持的来源和尝试新的生存方式的空间被剥夺了。

建议

帮来访者为他在打破旧的、有害的规则时可能遇到的反弹做好准备。问问他们，当他们打破规则时，他们觉得自己可能会有什么感觉。有时他们知道自己会遭遇强有力的抵制，有时他们并不知道。请来访者回想一下这个规则是如何被习得的，这将有助于识别可能的反作用力。“如果你不按他要求的做，什么状况会发生在你身上？”这个问题可以唤起有关打破规则的情绪体验。这个人可能遭受过身体、情感或性方面的虐待，痛苦、羞耻和被抛弃的感觉会被唤起。作为一个成年人，卸下这些规则很可能会唤起对那些相同的感觉的预期。知道这一点是有帮助的，有一个如何处理这些情感记忆的计划会更好。最好的计划通常来自来访者，来访者需要充分地挖掘自己的直觉，关于什么可能有帮助的直觉。

一些可能的计划可能是，在来访者尝试一些会打破不良规则的新事物后，尽快安排一次治疗或电话联系。其他计划可能包括请能提供支持的人陪伴来访者，或者治疗师在可能引发反弹的经历之前或之后与之见面。当被触发的反应不太具有压倒性时，来访者可以计划好在事件前后做额外的自我照顾，如参观公园或神圣的地方、吃一顿好的、写日记、进行艺术创作或演奏乐器、安排一次按摩、泡温水浴，或者找一些令人愉快或振奋的东西观看或阅读。

对于患有解离性身份障碍的来访者来说，打破旧的家庭规则带来的反弹体验可能会触发内部的冲突和报复。内部合作和沟通是必要的。旧有虐待关系中可能发生的报复行为需要得到仔细的探讨。治疗师与来访者必须谨慎地协商要不要去“测试”这些旧规则的有效性。让自我的恐惧部分以及具有批判性和攻击性的部分都参与进来是至关重要的。来访者可以采取较小的步骤，治疗师要为来访者提供停止这一过程的选项，为他们提供额外的安全性措施。

在健康、相互尊重的关系的帮助下，人们从合作经验中的同频体验开始，学习真实地生活。在这一经历中，理性权威帮助对方构建能力，并与对方分享权力。

合作式目标设定

合作不是陷阱

最早的潜在变化发生在治疗师和来访者第一次开始谈论一起工作的决定时。当治疗师真诚地请来访者明确治疗目标并分享他寻求治疗的决定时，建立合作的努力就开始了。请来访者参与有关他的需求的讨论以及治疗师所能提供的和无法提供的，这创造了一个合作和共享权力的框架。

对于一些来访者来说，邀请他们合作制定目标可能感觉像一个陷阱。对他们来说，提供信息就是交出权力。在他们的经验里，他们所分享的东西可以而且会被用来对付他们。一些来访者可能害怕以直接且公开的方式陈述他们的需求，因为他们害怕被嘲笑或羞辱。有些人可能因为对自己的需要或愿望有多种相互冲突的想法而感到不确定或困惑。有些人可能会请求治疗师来“修复”他们，并告诉他们应该做什么和如何去做。有些人可能想指点治疗师如何治疗——他们事无巨细地对治疗工作进行管理。

一些简单而有力的准则可能是有用的。让来访者知道他们可以控制分享材料的深度和节奏很重要。来访者可以用一个词或一个手势来叫停治疗或要求暂停、休息，这是极有力量的。

在治疗开始时，询问来访者他们希望解决哪些问题和议题加强了他们在这个进程中的合作者角色。邀请他们对治疗过程的体验和治疗关系的品质进行反馈的做法承认并明确了他们在治疗过程中的同伴角色。

为了做这些事情，治疗师和来访者需要设置他们用来停止治疗进程的信号，并就治疗过程本身进行对话。能够谈论被讨论的内容有助于两个人都后退一步，对治疗过程进行评估。使用信号也可以被当作练习调节治疗节奏的一种方式，以便这个人保持在容纳窗口之内（本章的后面会有更多关于调整节奏的内容）。

治疗中涉及的议题也是双方可以讨论的事情。来访者可以通过留意他们是倾向于避免困难的议题还是将自己推入这些议题，来了解他们对待治疗的个人方式。有一个人发现自己正在回避在治疗中触碰困难的话题，她学会了在开始治疗时陈述她希望回避的话题。她一进治疗室就会说："今天我不想谈性。"对她来说，这是把这个议题放进当天的工作中的一种幽默的方式，因为这提示治疗师去询问她为什么希望回避这个话题。另一位来访者在接受治疗时想深入探究可怕的虐待记忆，似乎要把它们从她的系统中清除出去。她有严重的健康问题，在家里也很少得到支持，所以治疗师需要提醒她，这种方式将如何导致她在家里独自经历闪回。他们会一起选择记忆的一个部分来处理，使其保持在来访者的能力范围以内。

另一个对于促进治疗中的合作性极有帮助的事情是，定期查看治疗的进展情况。这让来访者有机会反思他的目标、为实现这些目标开展工作的情况，以及是否需要对工作方式进行调整。为了做到这一点，来访者需要进行自我检查，这有助于培养一种感受——对他们个人而言，哪些做法是有效的，哪些做法是无效的。他们对自己了解得越多，就越能注意到什么是有帮助的，以及他们偏好的工作方式。所有这些都有助于他们变得更加真实。治疗师要为来访者的自我反思创造空间，并支持这一过程。

如果这个人处在解离中怎么办?

面对一位有解离性问题的来访者，治疗师需要铭记在心的是，他所面对的是这个人的全部。因此，在制定目标时，治疗师可能会请来访者查看内心，看看自己是否愿意达成这个目标。来访者可能会听到来自自我内部的一个声音，或者只是感觉到这个目标是可以接受的或不可以接受的。倾听内心的练习是重要的。治疗师和来访者可以创造一个手势或词语来提醒他们治疗将超出来访者可以承受的极限，比如，这个人可以通过举起右手食指表达“是”，通过举起左手食指表达“不是”。

对于解离的人来说，治疗师将尊重来访者的所有部分，包括已知的和未知的部分，即使来访者仍然是支离破碎的，这也将为来访者接受整个自我打下基础。这个过程向解离的人示范了他内心需要学习的东西——倾听，考虑什么是对整个人最好的，然后尝试。评估结果将给这个人提供一个机会，去倾听他可能有的所有反应，并学会与这些反应合作。当这个人开始整合，这将成为这个人能够处理复杂情感和不确定性的开端。与治疗师的外部合作为来访者的内在需要的东西提供了示范。

来访者想要停下或放慢速度的需要实际上有助于治疗的进行。停下来可以让人在下一次走得更远而不受解离的困扰。此外，持续的协商、折中、妥协和查看对保持治疗和关系的平衡极为重要。

说“不”的试验：“此时此刻，我感觉不行”

一个帮助挑战旧有的、功能失调的规则的有力活动是“说‘不’实验”。这项活动是作为一项实验而不是一项任务或练习出现的。当来访者和治疗师一起参与实验时，他们成为收集和评估数据的合作者。治疗师从传授知识的专家角色中解脱出来，不再“告诉”来访者应该做什么和如何去做。科学方法的本质是收集数据，测试理论，并最终让数据来说明问题，这有助于来访者发展批判性思维，以挑战旧有禁令。来访者被鼓励着去独立思考并得出他自己的结论。

根据上面提到的注意事项，我们鼓励来访者从小事做起。注意，要让自我中尽可能多的解离的部分同意观察这个过程，并在以后加入对收集到的数据的讨论和分析。在进行“现场实验”之前要有测试阶段，要认识并考虑到反对、保留意见和害怕的情况。

实验的核心是让来访者对朋友或同事的一个小请求说“不”。来访者只需要在两次会谈之间的时间里做一次现场实验。当他们觉得已经准备好接受挑战时，他们可以选择任何一个小请求。这项活动的一个关键因素是实验将来访者的注意力转移到请求帮忙的人在得到“不”的回答后的反应和回应上。治疗师可能会注意到，来访者可能会对同伴的反应感到非常焦虑，由于我们的目的是收集数据，所以这里的挑战是按兵不动、观察反应，而不是通过说些什么或太快让步来干扰结果。

通常情况下，同伴会单纯地接受“不”，然后继续问别人。在这种情况下，数据表明，说“不”并不会带来他们在童年时期在功能失调的虐待性家庭中面对的负面后果。

有时，同伴会问来访者：“为什么不行呢？”这个简单的问题往往会引发来访者的内疚和恐惧，并导致边界的瓦解和来访者的服从。治疗师应该注意到，在最好的情况下，这个问题仅仅是对信息的寻求。然而，治疗师也应该讨论，提出要求的人有可能在试图破坏来访者设定边界的尝试，这是一种经常会出现的操纵的情况。询问“为什么不行呢？”可能是操纵的一种形式，它暗示如果来访者不能充分证明说“不”的理由，那么他们就有责任服从要求。

为了应对这一挑战并促使实验的继续进行，来访者已经准备好以下回答：“我不知道。此时此刻，我感觉不行。”

这句话中包含了两个基本要素。短语，“感觉不行”，将说“不”的理由从一个可以争论的逻辑理由转换为一个不需要进一步的解释，也不需要理由的情感状态。最初的短语，“我不知道”，进一步加强了意向，使其成为一个无形的、不需要解释的论据。根据自我坚定训练（Assertiveness Training），如果有必要，治疗师可以指导来访者在面对提出要求一方的反复询问时重复这一意向。如果提出要求的一方向来访者质疑，声称他的理由没有任何意义，来访者可以表示同意这一看法，同时指出这是一种感觉状态，并重复这句话：“此时此刻，我就是感觉不行。”

值得注意的是，前半句“此时此刻”是一个免责条款。如前所述，来访者如果想要的话，应该有权选择提前结束实验。他们如果感到不安全、不知所措，或者有解离的危险，可以要求短暂的休息，如去洗手间待一会儿。在花几分钟时间平静下来或进行情绪着陆的练习之后，来访者可以回到同伴身边，并借此观察到那种感觉是轻微的不适感，是可以来了又走的。那个“感觉不行”的时刻已经过去，他们现在对同伴的要求持开放态度。我们鼓励来访者把这个选项作为最后的手段，但他们也可以酌情采用。

在后续的治疗中跟进来访者的经历为治疗师和来访者提供了机会，去探索来访者过去和现在的人际关系动力的差异（可能还有相似之处）。来访者对实验的反应以及对同伴反应的观察是后续讨论的重要内容。从更广的角度来看，来访者参与发展了批判性思维的技能，这促进了对许多他们在童年时期从功能障碍家庭中习得的关键信念的挑战。

对于患有解离性身份障碍的来访者来说，实验的核心内容与上述内容相同。不同之处在于一开始对来访者的恐惧和保留意见的反应的探索。治疗师必须注意来访者是如何将自我的各个部分，如恐惧、怨恨、顺从等，分割成不同的自我状态的。自我状态之间的沟通和合作是至关重要的，以确保所有部分都理解数据采集的实验过程的性质和意图。此外，请争取那些最害怕的部分的合作，使他们不要立即破坏或关闭实验，这是很关键的。

同样，在实验结束后讨论收集到的数据时，不同自我状态之间的公开讨论是至关重要的。每个自我状态如何解释和理解这一经历是丰富且有力的治疗材料的来源。讨论实验的过程中是否有合作和配合，或者混乱和干扰是非常宝贵的。

重新定向实验

另一个帮助来访者体验设定边界和坚持自我的有效活动是“重新定向”实验。同样，这个活动是作为一个实验来进行的，关键是收集数据，然后根据数据显示的情况得出结论。

一开始，让来访者找出三家离他们的家或工作地点近的餐馆，他们需要确保在那里他们能在菜单上找到一些东西。这三家餐厅的价格应该是差不多的。

当被邀请与同伴一起外出就餐时，来访者被指示对自己想吃什么不表达意见。他们可以让其他人决定。一旦大家做出决定，他们就要说出自己的想法，表示他们刚刚意识到自己更想在另一个地方吃饭。有三个可供选择的方案，这让他们有一定的灵活性，可以在小组的选择以外进行挑选。

我们的目标不是改变大家的决定，而是观察大家对改变的请求的反应。他们是否像在原生家庭中时那样被排斥、被拒绝或被嘲弄了？他们的请求是否被尊重和接受？他们的请求是否被注意到，并在小组确定最后的选择之前成为更多讨论的基础？来访者在参与决策过程时是受到欢迎还是被羞辱和忽视？

再一次，来访者被告知他在做这个实验时可能会经历一定程度的焦虑。他需要将注意力放在周围其他人的反应上，而不是自己的内部感受上。在实施这个“实验”之前，他可能需要一定量的辅导和练习。

对于患有解离性身份障碍的来访者来说，决定由系统的哪个部分做实验是有帮助的。其他部分可以从内部进行观察，或者待在内部创建的任何安全的地方，以保护自我的部分不受那些自己可能还没有准备好处理的情况的影响。

对于一些有解离倾向的人来说，有一个或多个部分从内部给予那个决定尝试这个实验的部分以支持也是可行的。可能的形式是另一个部分从内部提供支持能量，或者象征性地站在这个人身后，支持他。

述情障碍和猜字游戏

找回消失的情感

创伤幸存者的特征之一是难以谈及创伤。其中一些原因是创伤对神经系统的影响，例如，在创伤事件中，布罗卡区（大脑中的一个重要语言中心）的血液供应量减少。其他原因可能是他们难以诉说不堪忍受的经历，或者因为威胁或害怕失去依恋对象而保守秘密。然而，想要交流和被看到的需要是强烈的，而且经历是可以被分享的，即使是在语言出口被扼住或压制的情况下。

述情障碍是指来访者难以识别感情、难以表达感情的问题。可悲的是，述情障碍者对他们的内心体验没有深刻的认识。卡姆巴·克莱顿（Kymbra Clayton）（Clayton，2004）注意到了述情障碍和躯体化解离之间的联系。

有述情障碍的来访者往往会显得生硬或平淡，当人们问及他们的感受时，他们会说自己没有什么感觉。偶尔，他们会否认自己感受到了任何东西，而眼泪却从脸颊上滚落下来，或者他们握紧又松开了他们的拳头。当情绪积累到一个点时，他们就会爆发出不可收拾的、失控的“情绪风暴”。

在功能失调或虐待家庭中长大的来访者会被教导要忽视自己的感受，或者接受一些扭曲他们的意识或否认他们的内在体验的信息。当被殴打或性虐待的孩子哭着说他们的爸爸不爱他们，而被孩子寄予希望的母亲却说“你爸爸当然爱你，他永远都不会伤害你”时，这对他们来说意味着什么？

当没有语言时，行为会说话。就像玩猜字游戏一样，来访者通过行动来传达不可言说的内容，在与照料者或治疗师的关系中展示创伤或其中的某些方面。“行动宣泄”是创伤幸存者非常熟悉的议题，这使幸存者和照料者都感到沮丧。幸存者经常为他的行为感到羞耻，觉得他本能够而且应该能够控制自己。然而，当行为是这个人唯一的交流方式，他没有其他更好的选择时，他的选择就只剩下继续试图分享所发生的事情或自我封闭，他没有办法获得情感成长。移情是被虐待者的秘密语言，而反移情是我们听到他们不可言说之物的手段。

在猜字游戏中，人们表演，观察者仔细看，尝试理解对方传达的内容，并最终找到与该行为匹配的词语。这时，游戏便结束了。同样的动力经常会发生在治疗中，幸存者会无意识地用行动宣泄传达自己遭受的虐待的各个方面，直到有人看得足够清楚，把无法言说的东西说出来。这时，行动宣泄会减少或完全停止。人们并不喜欢行动宣泄。这对陷入其中的人和试图帮助他们的人来说都是令人苦恼的。能够用语言表达所发生的事情，这带来的自我掌控感是令人畅快且充满力量的。

例如，来访者可能没来参加会谈，或者没有提前足够久的时间打电话通知治疗师自己来不了。当来访者被收取治疗费用时，他很不高兴。来访者希望治疗师取消账单，尽管他在治疗开始时签署了协议，而且治疗师也告知了治疗室规则。治疗师被置于索要账单的境地，然后被认定是没有同情心的，或者只关心钱、不关心来访者。如果治疗师放弃了费用，合同就被违反了，治疗的安全容器作用也被破坏了。这是一个典型的两败俱伤的困境——这种情况在来访者看来可能很熟悉。

也许来访者曾经学到的是关爱意味着牺牲，为了被接纳，他必须把个人需求和感受放在一边，给施虐者提供其想要的一切。过去，来访者没有接受到任何互惠或尊重。当这种体验被带入治疗中时，来访者的失约就成了对治疗师的挑战，治疗师需要通过牺牲费用来证明他对来访者的关心。一旦治疗师发现自己处于“向我证明你在乎我”的重演中，双方需要退后一步，给这个过程贴上标签，清楚地谈论正在发生的事情，并正视这一事实——治疗师自己无法满足来访者有生之年未被满足的需求。然后，来访者就需要处理这一丧失，即让治疗师填补内在缺失的愿望的破灭，并处理他的痛苦和深深的哀伤。

建议

当被问及他们的感受时，有述情障碍的人可能会回答：“我不知道该说什么。”为了帮助他们，治疗师可以从倾听和帮助来访者发展内部躯体意识开始。可能的领域包括关注他们身体的紧张感，或者身体状态从放松到紧张的变化过程；帮助他们关注过高或过低的唤起状态以及这些状态的躯体成分。请来访者留意是否有与愤怒或悲伤或其他情感状态相对应的肌肉紧张。一个有用的问题是“在你的身体里，这是什么感觉？”。更基本的方法是进行身体探问（Body Inventory）——治疗师在关注不同的大肌肉群时，留意来访者意识到的东西。

为了促进情感语言的发展，治疗师可以使用不同面部表情的图示，并留意每个表情对应的感受。治疗师可以让来访者试着说一句话，并给他们一个反映他们情感状态的语言表达，然后询问他们是否有共鸣或这句话是否符合他们的体验。治疗师可以利用艺术或日记鼓励来访者在两次治疗之间跟踪他们的情感状态和情绪反应。

移情和反移情

对体验的“二次利用”

理解人通过行为传达的内容的有效方法之一，是注意治疗中和治疗之间的移情和反移情。移情是指来访者将早期关系中的行为和态度转移到治疗师和治疗关系上。如前所述，“移情是被虐待者的秘密语言，而反移情是我们听到他们不可言说之物的手段”。

每个人都有移情。当它们运作良好时，在情感上这是很合算的。我们会将我们对权威的体验，如我们的父母，转移到当前生活中的权威身上。如果我们与父母有积极的关系，我们就有可能在成年后与权威愉快地合作。然而，如果我们与原来的父母权威的关系是有害的、可怕的、危险的，我们很可能在现在的与权威的关系上存在困难。

反移情指的是治疗师对来访者的移情的反应。例如，如果来访者将对父母的消极体验转移到治疗师身上，治疗师可能会做出消极反应，进而加强消极的移情。如果治疗师抓住了潜在的反移情，他可以查看这种潜在的消极反应，并了解来访者与他的虐待性父母在一起时的体验和他的童年经历。

在上述“向我证明你在乎我”的例子中，来访者将自己与不关心他的父母在一起的经验，以及未被满足的需求和可能的愤怒转移到了治疗师身上。如果治疗师试图通过给予足够的关心来满足来访者，他最终会变得疲惫和无望，体验到来访者在旧有关系中的一面。或者，治疗师可能会羞辱和指责来访者需求太多，从而复制父母忽视的态度。如果治疗师运用在与来访者互动时获得的内部意识，他可以进行反思，把它意识化，赋予它一些词语，帮助来访者识别它并开始工作。在这种情况下，治疗师可能会说：“我听到了你背负的未被满足的需求，它们从未被你的父母满足。我很想试试，但我知道我会失败，因为你不再是个孩子，而我也不是你的父母。这对我们双方来说都是可悲和令人沮丧的。我也不想复制你父母的做法——什么都不给你，这不会带来什么不同的结果。因此，我将给你我觉得合适的东西，我知道这不足以填补你父母留下的空虚。我们能做的是识别你需要的东西，以及这些年来它们没有得到满足带来了一种什么样的感受。我也许可以为你做一些示范，然后你可以练习把这些东西提供给自己，并寻找世上可以以合适的方式给你更多的人。”所有这些加在一起可以带来很大的变化。随着时间的推移，这种方法将帮助来访者认识到未被满足的需求，以及他对这些需求的不安和愤怒，来访者也将学习到疗愈和恰当地从自我和他人那里获得满足的方法。

建议

带着好奇心处理这种行为，留意重复的模式，并传达自己想知道这些模式可能在帮助幸存者表达些什么。这是一种看待问题行为的非羞辱性的合作方式。如果这些行为符合我们的假设，表达出了需要被看到、被听到和被处理的真相的某些部分，那么幸存者就有可能更愿意进行自我观察、更留心自己的行为、更愿意学习其他的沟通方式来传达那些只能通过行动宣泄表现出来的东西。

来访者往往对自己的行动宣泄感到非常糟糕。接受这种“糟糕”的感觉、教来访者“做一个侦探”可能会帮助他们从自我责备转向对自己的行为感到好奇这一更有益的立场。

考察该行为是如何提供帮助的是思考该行为在过去是如何提供帮助的一种方式。这种行为可能拉近了人与人之间距离，为脆弱制造了一道屏障，或者使人在与他人接触的同时仍然能保持防御。行动宣泄可能是一种逃避那些感觉更有威胁性的东西的方式，比如，真相。它也可能看起来更熟悉，像其他所有的危机一样，它很可怕，但是可预测的，如果危机是由幸存者创造的，它从表面上看更易于控制。

危机确实吸引了其他人（的关注）。幸存者通过行动宣泄，以一种将安全和危险结合起来的方式进行联结。危机模式中的熟悉感给幸存者带来了一种奇怪的安全感，使他远离更困难的感受或更艰巨的真相。它也可能提供了一种非常有效的转移，使人不至于感受到威胁，这种威胁感往往伴随着日益加深的亲密关系——即使这种亲密关系是安全的，或者说，特别是当这种亲密关系安全的时候。

审视行为的影响的另一个方法是看什么情绪和动力被带入了关系中。这些往往是创伤情境中的情绪和动力，它们被来访者在无意中重新演绎了。通常情况下，拥有这方面知识的治疗师需要后退一步，反思治疗师和来访者之间的动力，并识别旧的、无益的模式是如何出现的。有时，来访者会自动地识别出重演的感觉，他会说“这总是发生在我身上”“你就像我的母亲（或父亲）”“每个人总是这样对待我”，或者其他揭示来访者对模式很熟悉的说法。治疗师可以把这些陈述看成一种礼物，因为它们为治疗师和来访者提供了一种谈论他们关系的方式，仅此一点就使他们的关系变得不同于过去。

对记忆工作

基于神经语言学的记忆管理方法

下面是一个练习［改编自理查德·班德勒（Richard Bandler）关于使用神经语言程序学的想法］（Bandler，1985），来访者可以借此学会以新的方式看待和处理侵入性闪回。在来访者参与练习之前，治疗师要先描述练习的内容，并征得他们的同意。此外，请从简单的、有意思的，或者至少是情绪中性的事件开始，以避免引发强烈的情绪反应和解离性防御。

治疗师一边演示一边描述以下动作（见表 6.1）（请在你的想象中跟着做）。

表 6.1 闪回控制练习

治疗师说	动作
我现在正从椅子上站起来	治疗师从椅子上站起来
我正在一边揉着头，一边拍着肚子	治疗师一边揉着头，一边拍着肚子
我现在要跳到一边去	治疗师向侧面跳三四下
我现在要做“布朗克斯喝彩”（一种表示讥讽的嘘声，用紧闭的嘴唇夹着舌头吹气）	治疗师用紧闭的嘴唇夹着舌头吹气，发出“噗噗”声
我现在做完了	治疗师鞠了一躬，然后回到他的椅子那儿

在完成表 6.1 中的活动并回到自己的座位后，治疗师问来访者，他们是否能回忆起治疗师站起来、做那些傻兮兮的动作、发出傻兮兮的声音、憨憨地鞠躬，然后坐下来。假设来访者的回答是肯定的，他就会发现他们正在分享一段记忆，因为治疗师现在正坐在他的椅子上。此外，他们现在有一段可以学着去“玩”的记忆。

“玩”这段记忆包括尝试一些有趣的操作，包括但不限于：

- 使视觉图像更亮、更暗、更大或更小；
- 更快、更慢地播放，甚至倒放视觉图像；
- 让声音（包括旁白和“布朗克斯喝彩”）变大、变小或静音。

大多数来访者可以控制这些有趣的操作，因为这些是解离过程的变体。从解离的成分模型来看，治疗师在要求来访者关注记忆中的特定元素（即视觉或听觉元素）并对其进行操作。从顺序模型的角度来看，治疗师正在让来访者以不同的速度穿越记忆。这里的关键点是来访者在主动引导解离过程。

有些治疗师可能无法做“搞怪”的动作。但他们可以很容易地找到适合自己的、简单的、随机的事件序列作为例子，如起身、走到门口、向外看、转身、回来和坐下。无论治疗师使用什么，它都应该包含一系列事件，具体操作请参考之前的“搞怪”例子。无论事件的顺序是什么，保持连续的评述是一个必要的组成部分，因为来访者需要练习改变记忆的节奏、音量或其他听觉成分。

在采用这个练习时，治疗师与来访者要讨论的另一个因素是观察事件的时间流。在前面的章节中，我们观察到了不同的人格分身（或自我状态、自我部分）如何管理创伤事件的不同部分。当自我呈现出的一面只能获取事件的一小部分时，问题就出现了。

通过将共同的、“搞怪”的记忆作为模板，治疗师和来访者可以一起探讨，如果他们卡住了，只能回忆一小部分，他们会有什么感觉，还可以一起探讨自我的不同部分分享各自了解的内容以使事件变得更易于理解的需要。此外，来访者可以学习让知道某个创伤事件是如何结束的那部分自我来分享创伤事件的结束，以此来稳定和终结侵入性闪回。

有几点注意事项。首先，来访者需要观察几个不同的、带来中性感受的事件，然后练习操控它们，以获得对这一技术的掌握感。其次，治疗师还应该注意，这些干预措施不是解决方案，而是帮助人们减少痛苦的权宜之计。再次，没有任何一种干预措施每一次都奏效，或者在每一种情况下都有效，因此，发展一套干预策略是明智的。最后，在开始时，当来访者处于治疗的早期阶段或经历强烈的闪回时，他们很可能没有心思退后一步，单枪匹马地使用干预措施。相反，他们将需要外部资源（治疗师或一个提供支持的人）来陪伴他们度过风暴。

分而治之

管理解离系统中的创伤材料

在教来访者“收起”记忆的尝试中，利用来访者熟悉的、友好的符号是至关重要的。请来访者定义和描述一个收纳容器或存储设备。一些例子包括放剩余食物的塑料容器、胶片盒和文件柜。有一位来访者甚至用丝带和蝴蝶结将记忆包在礼品盒中，把它们当作未来送给自己的礼物。

请记住，这个容器需要能够在日后的某个时刻被重新打开。我们的目标是为了减少侵入性闪回的时间并与之保持距离。侵入性的图像、感觉或闪回是包含重要信息的记忆。试图永久驱逐这些记忆的做法会遭到抵制和破坏。这样的举动会加剧内部冲突，这种冲突来自了解和整合创伤的愿望和逃避压倒性情绪和痛苦的欲望。

记忆会“泄漏”，因此需要不时地被重新装入。在一开始说明这一点很重要，以免来访者在不可避免的泄漏发生时，觉得自己是个失败者。泄漏是由于持续存在的、想要理解和处理创伤性事件的需要。

一旦来访者确定了收藏方式，治疗师就可以教他们将记忆化整为零，存放起来。在第 2 章的前面，我们注意到解离的成分模型。该概念模型认为，事件被体验为不同的组成部分，即行为、情感、身体感觉和认知。治疗师可以教来访者把视觉信息、声音收起来，然后是身体感觉，最后是情绪。来访者可以把经历分成几块，这样它们更易于管理。这种干预与来访者现有的解离过程相似，因此更有可能帮助他们集中精力，主动控制他们的解离性防御。

在解离系统中管理创伤内容

当来访者解离时，治疗师可以教他如何在内心寻求帮助，以减缓创伤材料的泛滥，或者将其划分为自我的各个部分所处理的内容，使其更易于管理。这些技术大多都涉及催眠，这是人们研究催眠干预策略的一个原因。

例如，一位解离来访者的一些部分可能坚持这样的信念："为了度过创伤，我应该尽可能快地把创伤表达出来"。治疗师可以告诉这些部分，追求速度会使整个系统变得不堪重负，这样治疗师需要花费更多的时间来稳定来访者，这会导致疗程延长。"一步一步慢慢来，你反而到得比较快。"（Kluft，1993）一旦那些急于求成的部分学会放慢速度和节奏，治疗实际上会进行得更快。

每个人和每个解离系统都是不同的，因此，重要的是，与每位来访者合作，去发现什么方法对这个人是最有效的。

调整节奏，跳出煎熬模式

治疗师要掌握治疗节奏，帮助来访者保持在他的容纳窗口之内，使来访者在留在治疗过程中的同时不会感到失控（即要么过度唤起，要么唤起不足）。这听起来是显而易见的，但许多幸存者不愿意停下来，或者进行任何形式的休息。

对一些人来说，这是煎熬模式的结果，是对旧有现实的复制，即创伤事件一旦开始，人们就无法阻止它，直到它结束。在过去，来访者没有权力停止，唯一的出路就是等它结束。在治疗中，这些来访者深入其中，不想停止，直到整个记忆结束。他们没有意识到这对他们的身体有什么影响。他们需要停下来的感觉经常被践踏，以至于他们不再能感受到“够了，停下来”的信号。正如一位来访者所说，“在虐待期间，没有茶歇时间”。在那种环境下，自己需要停下来的感受反而更令他痛苦。因此，这种感觉被丢掉了，或者说被解离了。来访者可以重新学习获得与身体的连接，并学会尊重“够了”的内在感觉，而练习调整节奏就是一种方法。

煎熬模式表现为一种“让我们尽快解决这个问题”的治疗态度，来访者或解离来访者的分身推动创伤治疗工作的速度太快了，以至于任何人都无法在处理所有的情绪和创伤事件造成的身体影响的同时仍然保持生活正常运作。当这些人的情况变糟时，他们可能仍然认为处理其不堪重负的状态的最好方法是克服困难，坚持下去。这反映了他们的创伤经历，他们相信只要坚持到最后，他们就会解脱，他们就会好。

煎熬模式不起作用。它复制了创伤，伤害了人的身体和精神健康。当来访者学会了把握节奏的价值时，他开始体验到通过放慢速度他会学到更多东西。在精神上、情绪上和身体上发展出的技能使他余下的治疗和生活更健康、更易于调节。

节奏

在创伤治疗中，在开始对记忆工作之前，学习什么是节奏以及为什么它很重要是很关键的。人们一旦理解了节奏的概念，就可以通过处理相对温和的记忆来演示和练习。来访者可以选择一段记忆与治疗师讨论，以确保它的强度足够低，来访者能够相当容易地停下来。然后治疗师解释当他中止来访者的叙述时，他们会做些什么。

之后，治疗师会听来访者谈论创伤，等待强度开始转变，并逐渐接近来访者容纳窗口的极限。在来访者达到极限之前，治疗师告诉他停下来。然后他们可以做他学到的任何事情，使来访者回到一个稳定的地方，比如，呼吸练习、情绪着陆练习、体感运动技术或 EMDR 技术、轻拍，或者其他让这个人回归中心的方法。

一旦来访者回归自我的中心，他就能回到创伤叙述中，继续讲述。随着情绪变得激烈，治疗师再次进行监测，并在必要时让来访者停下来。然后，治疗师和来访者评估这种节奏体验，看看什么节奏效果最好，以及来访者的感觉如何。几次这样的练习之后，治疗师和来访者就可以处理更激烈的情绪材料了，并且能把它保持在来访者的容纳窗口之内。这使来访者能够达到一种状态——他将真切地感受到那些都是过去的记忆了（见图 6.2）。

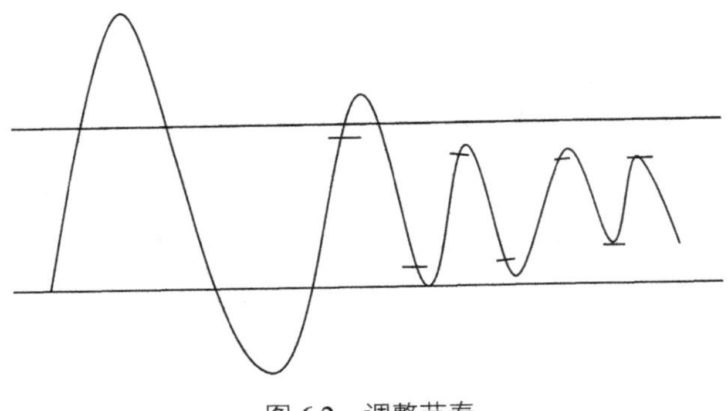

图 6.2　调整节奏

在处理所有激烈的情绪时，重要的是使这个人保持在容纳窗口之内，无论他表达的感觉是愤怒、恐怖、悲痛，还是羞耻。何时停止和如何稳定情绪是治疗和生活的必要技能。来自严重创伤背景的人可能不具备这些技能，并且害怕适当地挖掘感受，因为他害怕失去控制，害怕自己无法回到正常状态。激烈的情绪可能会突破极限，甚至在短时间内超出“窗口”。那些已经发展了良好情绪调节技能的来访者可以尝试稍微延伸一下，在短暂的时间内，允许自己的体验超出他们通常耐受的情绪强度。随着他们对回到稳定的地方的能力变得更加自信，他们可能允许自己安全地宣泄、深深地哭泣、在坐过山车时尖叫，或者流着眼泪开怀大笑。他们的情绪不再让他们感到害怕。他们是自由的。

调整节奏——治疗师可以说些什么

首先，尽早告诉这个人关于调整节奏的必要性。治疗师可以使用日常的语言，例如，“当令人不安的事情发生时（或使用他们在描述自己的沮丧或创伤时所使用的任何词语），慢慢地走过这些事件是有帮助的，一步一步来，中间要有休息”。

其次，描述中间的休息——“是时候去查看身体的感受了，保持呼吸，把自己完全代入当下，放松你的神经系统”。

最后，练习。选择一些可能令人产生轻微的不愉快或烦躁情绪的事情，让来访者谈论这个事件，同时带着心中的计划——你们中的一个人会故意发起休息，来访者会使用你们练习的情绪着陆工具，然后回到这个话题上。

如何中途休息——着陆练习

以下是一份着陆练习的清单，它可以帮助来访者重新组合并反复练习情绪着陆。

- 呼吸——慢慢地呼气，或者只是有规律地、有意识地呼吸。

- 把你的双脚放在地上，交替着轻轻拍打或跺脚。
- 起身走动。
- 站起来，伸展身体。
- 注意房间里的颜色。慢慢地找出五种黄色或红色（或其他颜色）的东西，描述每一样东西。
- 听——你能听到什么？
- 闻一闻薄荷或精油（或者其他由来访者选择的强烈的味道）。
- 感受你的身体坐在椅子上，感受被放在座位和椅子框架上的重量。左右移动，看看有什么感觉。
- 分享你的早餐和午餐有什么。
- 你在来办公室的路上留意到了什么？
- 你的口袋里、背包里、钱包里有什么？
- 治疗师唱或者诵读一些自己知道的东西来帮来访者平复心情。
- 来回抛掷一个球、一个橙子或一块橡皮，或者任何抛起来容易且安全的东西。

所有的着陆练习都涉及做一些使人与周围的环境相接触的事情，它们帮助人通过身体和精神与所处的环境进行连接。它们是具体的，和那些与五种感官相连的具体事物有关。

恍惚状态

解离状态中的人会处于恍惚状态。在恍惚状态下，右脑非常强大，有用的图像可以成为治疗的工具。如果来访者感到“迷失”在自己的头脑或记忆中，有时想象可以把他带回来。催眠方面的培训对这一人群是非常有价值的。

如果治疗师想对来访者使用视觉化或疗愈性图像，如果有可能的话，让来访者选择图像。如果治疗师在指引视觉化过程，请为来访者留出一些空间——他们可以跟随治疗师的指引，也可以做一些不同的事情，这取决于哪个方式对他们最有效。治疗师可以说诸如“你也许会，也许不会”，或者“可能存在别的东西，也可能不存在”之类的话，允许来访者遵从自己内心的直觉。

一个常用的类比是治疗师想象自己把创伤性事件投在屏幕上，并把遥控器交给来访者。当内容变得过于激烈时，这个人可以点击“暂停”，起身离开，去做一些令他平静的事情。当他回来时，他可以选择点击“播放”，回到事件中，也可以选择关闭屏幕。该事件将被存储起来，并且可以被访问。来访者不必一次看完整个事件。我们的目的是随着时间的推移，事件中足够多的部分能被看到和理解，这会使它不再侵扰这个人的生活。

进行电影类比的好处在于，它是解释如何对记忆进行工作的一个简单的方法。就像电影一样，记忆可以从开始一直播放到结束，然后重复播放，一遍又一遍。或者，它们可以停止、倒带，也可以以慢速播放，以便来访者捕捉重要的细节。然后，它允许人快进已经知道的事情，或者太令人不安、使人不愿停留的部分，也允许人放慢速度以选择另一个片段来观看和理解。

治疗师在运用催眠状态时，事后重新定向、回到当下至关重要。使用霍华德警觉量表（Howard Alertness Scale，HAS）是非常有帮助的。量表会让受试者关注他在催眠引导前对某些感觉和知觉的体验，它以 10 分的李克特式量表（Likert-type Scale）对警觉基线进行总体估计，1 代表“警觉度非常低”，10 代表“警觉度非常高”。催眠结束后，受试者被要求将他的警觉度与基准体验相比较。基线评估可以在 1 分钟内完成；后续评估只需要几秒钟（Kluft，2012）。

没有足够的时间

目前治疗中常见的困境之一是来访者需要长期治疗，而心理健康系统则规定了有限的治疗次数。由于意识到可用的治疗时间不多，来访者希望在有治疗师或咨询师的情况下，尽可能多地投入治疗。相反的情况也是存在的，来访者不会完全投入治疗中，因为他们知道治疗很快会结束。

在这种情况下，治疗师最好概述一下在现有的治疗时间内可以做什么，以及除了有限的治疗之外，来访者还可以获得哪些资源。制订治疗计划和通向疗愈的路线图是很有帮助的，这可以让来访者了解自己在治疗过程中可以完成什么，以及在治疗结束后如何进行疗愈。路线图可以包括治疗的基本过程概要，如创伤处理的三阶段模型（建立稳定性、创伤处理、整合），以及来访者在每个阶段需要学习的技能和需要完成的任务。虽然这三个阶段通常是以线性方式被描述的，但它们实际上是有机地发生的，在不同的疗愈水平上，这些阶段会反复出现。路线图中还应包括社区中可用的资源，如热线电话、小组治疗、锻炼和娱乐的机会、冥想场所，以及网络上的资源。路线图可以为这个问题提供一些答案——“我如何从这里到达那里？”

当人们基于有限的治疗来制定通向疗愈的路线图时，它可以提供希望和实用的计划。增加应急计划也是很有帮助的，即当计划在任何阶段出现问题时怎么办。如果“A 计划”不起作用，提供“B 计划”“C 计划”及“D 计划”可以让人安心，并且有巨大的帮助作用。尽可能地提供他们自己也能做的事情，这样他们会更有掌控感，即使外部资源不稳定或不可用，他们也能取得进展。

陷入这种情况的人会抗议这不公平，这很正常。他们通常是正确的，而且应该知道这一点。然而，虽然它可能不公平，但事实就是如此，这个人仍需要尽力而为。请鼓励每个人朝着好的方向努力，而不是等到事情好转后再对自己的生活采取积极行动。

第 7 章
Chapter

具有挑战性的行为

闪回

在创伤治疗的三阶段模式中，第一阶段的重点是建立安全性和稳定性。治疗师可以推迟对创伤的处理，直到实现稳定性。这是一个有价值的目标，但来访者不一定能够控制住他们的创伤记忆，它们往往会泄露出来，导致侵入性的、令人感到脆弱的闪回。

闪回是一种重新经历过去事件的主观体验。虽然侵入性思维在创伤幸存者中很常见，但大多数侵入性思维在一个月内就会自行消失，这种经历是正常的。当侵入性思维持续时间超过一个月左右时，它们通常是脑神经处理的结果，即杏仁核恐惧系统过度活跃。解离性闪回也是以神经系统为基础的，是人的可催眠性和高度敏感的感觉皮层的结果，它可以被描述为一种幻觉（Dell and O'Neill，2009）。正如比尔（Beere）所解释的，解离的来访者可能会有更多没有被治疗师和来访者本人觉察到的闪回。这些小的闪回可能会被忽视，可能会由于已经成为日常体验的一部分而被自动回避。然而，它们确实会对人的神经系统和处在当下的能力产生影响（Dell and O'Neill，2009）。

闪回可能涉及视觉、听觉、嗅觉、感知觉，也可能同时涉及所有的感官。它们是被触发的，人无法仅靠意志来控制。它们是压倒性的，经常令人感觉窘迫，有时甚至是危险的。在复杂性创伤中，人被过去的经历压得喘不过气。对于患有解离性障碍的人来说，人的一部分可能会进入闪回，而其他部分则被推开，有时在一旁观察，有时则不会。

格蕾丝是这样描述她的体验的：

"有一天，我看到一个男人，他引发了我的惊恐发作。我开始做噩梦，关于多年前发生的一个创伤性事件的闪回和侵入性回忆出现了。我可以在脑海中看到一个十几岁的女孩，我能感觉到她的存在。她看起来就像多年前的我一样。她开始与我分享她的想法、感受和记忆。她能够完全控制我的身体，但我可以通过她的眼睛看到和了解发生了什么。这就是我发现自己有另一种人格和解离性身份障碍的感觉。"（Ciszkowski，2016）

侵入性闪回可能是创伤引发的显著的、令人脆弱的、具有破坏性的后遗症之一。幸存者被扔回到仅属于他们的被虐待的地狱当中，那里充满了他们小时候曾经历过的身体上和情感上的折磨。来访者再次陷入无止境的回忆中，感到无力阻止这种猛烈的袭击。由于无法控制自己的内部体验，他们试图通过避免暴露于可能引发另一次发作的任何触发因素中，来获得控制。相应地，他们的世界变得越来越小，直到坍塌。不幸的是，以回避为基础的防御措施会导致掌控感下降，并使他们进一步受到伤害。

闪回的触发通常被认为源自具体的事件、视觉刺激、听觉刺激或嗅觉刺激。斯蒂芬妮·达勒姆（Stephanie Dallam）（Dallam，2012）观察到，可能存在关系上的触发因素，这种关系型触发是基于来访者和他人之间的权力差异，这种权力差异反映了来访者和施虐者之间的类似情形。过去曾被权威虐待的人现在需要与权威建立关系，此时，他们往往会感到被触发了。一个人权威的身份和他所从事的活动结合在一起很可能形成一个特别有力的触发因素，例如，医生给曾遭遇性侵犯的女性做妇科检查。

建议

当一个人在治疗中出现闪回时，治疗师首先要做的是尽可能地确保他的安全性。当他进入记忆时，治疗师可以用现在时态描述他对历史事件的反应，以提醒他目前正经历的是发生在过去的事件。他正待在你的办公室里，正在回忆一段往事，他现在是安全的。创伤或创伤性事件已经结束了。

请回顾第 3 章中介绍的神经生物学内容：随着来访者变得越发心烦意乱、情绪激动，他的认知处理能力会减弱。相应地，使这个人的身体平静下来有助于他恢复认知能力，以挑战侵入性闪回，并处理从这一事件中习得的任何东西。基于放松和集中注意力的催眠引导是非常有用的干预措施。

治疗师的声音是他们与现在的连接。即使他们没有立即做出回应，治疗师也要继续用平静的、具有安抚作用的声音说话。治疗师如果需要做任何事情，如打电话寻求帮助或在房间里走动，可以一边做一边叙述，这样治疗师所做的任何事情都会被准确地标记出来，而不会成为来访者内心创伤的一部分。

如果他们的眼睛是闭着的，治疗师需要请他们睁开眼睛。这可能需要一些时间，因此，治疗师要温和地坚持——“请睁开你的眼睛，即使你只能睁开一点点”。这有助于来访者在办公室里找出一些能帮助他们获得安全感的关键图像。当闪回发生时，他们正处于情绪的湍流之中，提醒他们找到这些图像是着陆练习的一部分。治疗师要鼓励他们注意到自己的存在。

请继续使用平静、稳定的声音，治疗师用自己的声音与他们连接，重复他们的名字。请他们跟着治疗师的声音一起回到房间里。让他们看着治疗师并说出治疗师的名字。

然后帮助他们把注意力集中在具体的、切实的体验上，描述有助于将他们与现在连接起来的细节，如他们进入治疗室时穿的新鞋或背的包。请他们关注触觉线索，如椅子或沙发表面的织物的质地。让他们根据自己当下的穿着关注具体的细节：他们是否感觉到放在鞋子里的脚；如果他们光着脚，他们是否可以感觉到脚下踩着的地板。

提醒他们现在正在经历的是闪回，他们此时正待在治疗室里。

下面是其他可能有帮助的着陆技术。

- 给他们倒些水喝。
- 让来访者在手腕内侧或脖子上放上冰块或冷水瓶。
- 留意他们的呼吸。他们的呼吸可能会减缓，甚至停止。为了唤醒他们，请让他们有规律地吸气，并快速地、用力地呼气。治疗师也可以指导来访者慢慢地深呼吸，并与他一起呼吸。治疗师在不确定时，可以让来访者与自己一起有规律地呼吸，有意识地使呼吸保持在正常的节奏上。

- 让来访者闻一闻事先选定的、有强大着陆作用的强烈气味。在使用这种技术之前，一定要提前与来访者讨论。有些人对香味非常敏感；有些香味本身就是触发因素。
- 给来访者一些可以抓握的东西，如椅子的两侧、网球、枕头或毛绒玩具，让来访者的身体接触稳定、安全的东西。
- 让来访者把注意力放在身体被地板、椅子或任何提供支撑的东西托住的感觉上。

如前所述，让来访者睁开眼睛，哪怕只睁开一点点。闭着眼睛会使闪回加剧。如果他们闭着眼睛，治疗师需要让他们将眼睛睁开到他们足以看到自己在哪里的程度。如果他们很难做到这一点，治疗师需要向他们保证，在这里，在椅子上，在治疗室里，他们是安全的。继续让他们睁开眼睛，或者偷偷地向外看，直到他们能够睁开眼睛并进行眼神接触。

如果来访者的眼睛是睁着的，而且他仍然陷在强烈的闪回中，治疗师可以慢慢地进入他的视线，与他维持一臂以上的距离，平静地与他交谈，并且要求他看着自己。如果来访者在看着治疗师，然后进入了闪回，那么在进入闪回的那一刻他可能停止看向治疗师了。

告诉他“一切会好起来的”。“一切会好起来的”这句话承认了当前是不好的，这是一个重要的区分。要让这个人回到当下，治疗师可能需要花些时间，因此，治疗师要有耐心，不要操之过急。

如果治疗师需要移动，无论原因是什么，请叙述自己正在做的事和为什么要这样做。“我现在要慢慢地站起来，从椅子上拿一个抱枕给你抱。我现在去拿那个蓝色的抱枕，我正把它拿给你。给你，你只要伸出手拿一下，我会回到我的椅子上。如果你不伸手拿，也没关系，我就把它放在你能够得到的地方，现在我要回到我的椅子上了。”叙述可以在两个方面帮助来访者：治疗师的声音是一种安抚，有助于遏制闪回的影响；叙述使治疗师正在做的事情变得明确，这样治疗师的动作就不会加剧闪回。

治疗师如果接受过催眠方面的训练（这是一个针对创伤和解离的有力工具），可以用它把来访者从闪回中带出来。仅仅是告诉他把这一切映在大屏幕上，放慢它的速度，按下暂停键，然后把它关掉就可以使来访者有能力停止闪回。这种干预可以作为一种工具，供来访者在未来使用。

对于患有解离性身份障碍的来访者，请其他部分来帮忙是有可能的，这些部分要么停止闪回，要么轻轻地将自我的那个遭受创伤的部分从过去的事件中移走。在某些情况下，这个系统可能已经学会了像好的照料者那样行事——当系统的一部分陷入闪回时，系统的另一部分可能会介入，就像父母看到孩子被可怕的电影吓坏时做的那样。照料者会介入，关闭“电影”、安抚“孩子”。

患有解离性身份障碍的人经常使用恍惚逻辑[①]（trance logic），即暂停批判性思维，使用不太可能的，甚至不可能的资源，比如，时间旅行，即从当前时间进入闪回，拯救早年的自己，把早年的自己带回现在。或者，他们会“快进”，花几分钟的时间穿越过去的场景并离开，而不是几个小时或更长的时间。

请回顾第6章中描述的练习，在这个练习中，来访者学会了操控一段记忆。这个练习是另一个将解离和恍惚逻辑作为积极资源的例子，这有助于抵消侵入性闪回的影响，并且能帮助来访者发展出日益增强的掌控感，以应对过去令他们感到无所适从的创伤后遗症。

治疗师即使不知道一个解离者的整个系统，也可以从内部寻求帮助。治疗师可以这样说：“请查看一下内心，看看其中是否有能量可以帮助××（来访者的名字）回到当下，或者

---

① “恍惚逻辑”是宾夕法尼亚大学医学院的精神病学系的教授马丁·奥恩（Martin Orne）提出的概念。根据《催眠术——理论与临床》中的介绍，它是指高敏感性被试的一种特点。他们在恍惚状态下可以忍受自相矛盾的、不符合逻辑的经验。——译者注

有办法让他与正在发生的事情保持足够的距离，使他能够听到我的声音，以便我提供帮助。”治疗师也可以让记忆放慢速度，暂时停止，或者让自我的某些部分承担一些压倒性的情绪，帮助它消散，以便来访者回来。让解离的部分合作并分担压倒性的情感可以增强系统的力量。让各个部分或自我状态贡献“他们”的力量也是赋权的过程。这些都是来访者获取本就拥有的内在力量并练习使用这些力量的方法，它们使来访者更有能力保持在当下。

治疗师在与解离者一起工作时，需要了解过去对这个人摆脱闪回或恍惚状态有帮助的方法。与自我的某些部分进行交谈，看看他们在面对闪回时如何提供帮助也是有益的。

治疗师如果在治疗过程中感觉到闪回即将发生，可以通过关注具体的体验和调整来访者的呼吸来帮助他们平静，以防止情况恶化——请他们留意触觉体验，例如，感受自己的脚踩在地板上的感觉、感受肩膀上的阳光。

以下做法也可能有帮助：请他们慢慢地站起来，伸展身体，然后以力量型姿势站立，感受自己的力量。力量型姿势指昂首挺胸，双手叉腰，肘部向外，双腿、双脚分开的站姿。即使保持这种姿势很短的时间也可以帮助来访者重新获得存在感和力量感。

治疗师可以继续与他们讨论他们学到的并感觉有帮助的着陆工具。

如何预防和限制闪回

总的目标是练习化解和平复潜在的闪回，遏制闪回的全面爆发。一般来说，这涉及选择可获得的、最小的触发因素，以及使用系统脱敏技术。这需要时间和耐心，治疗师需要足够的时间让神经系统平静下来，并且处理导致闪回的创伤部分。

请帮助来访者了解闪回发生的时间和方式。闪回经常由环境中的某些东西触发。声音、气味、某些行为和情绪状况都可以引发闪回。对来访者很有帮助的一种做法是，让他成为侦探，记录下闪回之前发生的事情。在闪回出现之前发生了什么？如果来访者能留意外部情况和内部线索，闪回就会开始变得可以理解。众所周知，在 20 世纪 80 年代，头顶上飞过的直升机很容易触发曾上过战场的老兵。战争老兵们直言不讳地谈到突如其来的烟花对他们的影响。声音和振动触发了他们身处战场时面对的情景。这些触发因素是非常清晰的。但是，许多触发因素并不那么容易被发现。

有些触发因素可能与人有关，有些触发因素与时间或地理位置有关。气味往往是一个非常强烈的触发因素，会引发一瞬间的反应。某些仪式也可能是触发因素，如果仪式是虐待的一部分，或者与虐待密切相关，即使是友好的仪式也可能是触发性的。在一些情况下，某些词或短语可能会触发这个人。这些词或短语可能是虐待者有意使用的，就像催眠引导语，也可能是虐待者在无意间使用的，如这个人的口头禅。虽然这听起来很矛盾，但当“万事俱备”时，这些词或短语也会成为触发因素。

如前所述，有些触发因素是关系性的，复制了虐待中存在的人际关系动力。通常，这是一种以权力极端不平衡为标志的情况，例如，医生和病人的关系。在这种情况下，来访者可能会在有权力的人面前感到无助，而这个人也是他们需要的。此外，医疗（或牙科）手术可能会令他们感到不舒服，或者令他们感受到入侵性，这使触发因素变得更加强烈。请来访者将他们的创伤诊断以及具体的需求和感受告知医疗保健提供者是很重要的。找到一个对创伤知情的医生或牙医会使来访者在他们可能需要的任何手术中感到自己是一个平等的合作伙伴。

对自己感到好奇并侦查自己的行为是非常有力量的。提供有关那些引发闪回的情境和身体、情绪方面的信息，以及身心的反应可以让来访者想出调节和预防潜在反应的方法。

闪回就像一个在没有火灾的时候也会响起的失灵的火灾警报器——治疗师可以这样介绍闪回，并帮助来访者学会识别闪回的产生，以及如何使身体平静下来，如此一来，随着时间的推移，闪回的频率会降低，强度也会减弱。虽然了解闪回是第一步，但知识本身并不能立即发挥作用。闪回是一种自动化反应，来访者需要时间来创造足够的平静感，以便通过意识来控制它们。当事态开始变得紧张时，放慢速度、使用稳定和着陆技术、寻求支持等都可以帮助来访者降低闪回的强度和持续时间。

当来访者对自己的闪回和触发因素有所了解时，治疗可以侧重于化解这些触发因素，第一步是处理最小的触发因素，之后是逐步靠近主要的触发因素。通过这种方式，来访者在处理小的触发因素时能学到一些技能，这些技能有助于他处理最强大的触发因素。使用着陆工具、调整节奏、强化恰当的积极信念和其他资源能帮助这个人保持在当下，并学会如何容忍和处理闪回中出现的情绪和事件。

随着时间的推移，来访者对闪回包含的事件可以进行连贯的叙述，能够怀着合适的情感来谈论它。来访者能够做到这一点说明这段记忆已经被整合。以前，这段记忆可能缺乏相关的情感，或者是在缺乏叙述的情况下通过闪回表达的。一个人能够讲述这个故事，并且在讲述的过程中能够识别相关的情绪，表明这个人是在容纳窗口之内讲述这段记忆的。

除了探讨闪回在何时容易发生（触发因素）外，留意来访者是否曾经设法避免或停止闪回也是非常有用的。他是如何做到的？虽然避免闪回似乎是一件积极的事情，但有时控制比症状本身更糟糕。有些人会通过自残或其他危险活动来阻止闪回。

大多数来访者并不是一直处于闪回状态，跟踪没有出现闪回的时间段（无论它长还是短）、留意他感到平静时的状况是很有帮助的。例如，一天中的某个时间点、某些人存在与否、体力活动的多少、是否有勾起创伤的线索、是否有娱乐或精神支持、身体健康与否等，这些都会影响一个人的生活，并且可能影响闪回的频率。

对于患有解离性身份障碍的人来说，另一个需要考虑的因素是来访者使用闪回作为控制内心冲突的方式。当来访者处于一种深刻的冲突状态中、在知道或不知道他们的虐待史之间徘徊、在其他不明确的情绪或想法之间徘徊时，侵入性闪回可以代替自我伤害行为，转移来访者和治疗师的注意力，以便来访者不去面对令人恐惧的问题。探讨闪回在来访者重要的人际关系中的作用，包括治疗中的和治疗外的人际关系，往往会带来深刻的洞察。

有时，创伤治疗师希望他们的来访者通过认知方法来驱逐侵入性闪回。虽然这些方法有助于调整引发闪回的认知模式，但我们知道，根据闪回的定义，它是不受意识控制的。对控制的期待必须得到调整，以免造成更多的痛苦和深刻的无力感。这种无力感会复制原始创伤中的无助感，并强化缺乏掌控的感觉。

全盘消除闪回的尝试往往注定要失败。虽然治疗师最好在治疗的第二阶段处理创伤性经历，但这可能是不现实的，无法避免闪回不是来访者不服从的证据，而是情感强度的证明。创伤性事件是他们历史的一部分，无法被撤销或消除。如果治疗师的指导性太强，来访者的无力感会被加强，来访者会形成依赖性。

在处理闪回的过程中，治疗师要注意它们包含的内容。这些是有关发生在这个人身上的事情，以及他们对此的反应的重要信息。闪回告诉了我们他们的哪些信念和感受需要得到关注，或者像格蕾丝的经历那样，使来访者意识到了自我的某些部分发生了解离（Ciszkowski，2016）。在闪回的过程中，可能会有羞耻感、无助感、责任感、悲痛或愤怒的表达。这些未经处理的感觉或问题会影响人在当下的反应，会使生活变得更加困难。通过处理闪回中出现的创伤，来访者可以将情感能量释放出来。当工作结束后，他可以回忆创伤，并且以一种全面且丰富的方式而非破坏性的方式认识到它的影响。他对所发生的事情可能仍怀有强烈的悲伤或痛苦，但这些情绪已经变得可控，不再以毁灭性的方式干扰他当前的生活和关系。

自我伤害

自我伤害的行为如此引人注目，令人深感不安，它使治疗师和来访者之间的关系变得紧张。治疗师感到不安、愤怒、失望和无助。这些正常的反应可能也反映了来访者当时的感受。在分享任何反应之前，探索来访者为什么伤害自己是很有帮助的。

人们自我伤害的原因有很多，自我伤害的形式也有很多，包括切割、进食障碍、物质滥用、故意将自己置于有害的环境中，以及大量的自我忽视。一般来说，这些行为是一个人在不知道有其他方法，或者其他方法效果不够快时，把自己拉回容纳窗口之内的尝试。如果这个人处于过度唤起的状态，自我伤害可能会令他感到平静。如果这个人处于唤起不足状态，自我伤害可能会激活一种“觉醒”的体验。自我伤害可以是一种置换情绪的方式，例如，把愤怒发泄到自己的身上，而不是面对内心的愤怒或向危险的施虐者表达愤怒。为了解决自我伤害的问题，治疗师需要与来访者一起工作，以发现这些行为的功能。

有些人用自我伤害来阻止无法忍受的感觉。通过切割，他们将能量转移到身体疼痛和伤口护理上。这是一种暂时转移注意力的方法，虽然它在短期内有效，但它只会给人带来更多的伤害。通过进食障碍和物质滥用进行自我伤害也有同样的作用，它们可以暂时缓解不安的感觉。

有时候，一个人在处于唤起不足的状态时，会感到自己非常麻木，没有任何感觉。这可能是令人惶恐的，并且可能导致一个人通过伤害自己来感受真实的东西。通过将自己置于危险的境地来进入过度唤起状态，通过使用物质来将身体推入警戒状态，或者通过割伤身体来唤醒它都是获得感受和回到容纳窗口的尝试。

将情绪上的痛苦转移到身体上的行为是相当普遍的。对一些人来说，身体上的痛苦似乎比情绪上的痛苦更有意义、更易于控制。这些伤痛在外部，可以被看到，而且显然是真实的。切割、挑起暴力和一些进食障碍都有相似的作用。此外，这可以使其他人看到伤痛，看到痛苦中的人。这可能是他们的创伤和痛苦能够得以表达的唯一方式。从情感到身体，离心脏和灵魂一步之遥的痛楚现在可以被别人看到了。一个明显的伤口可能会带来帮助和安慰，而情感上的伤口是看不见的。

有自我伤害行为的人经常会说，自我伤害是有帮助的。它能带来即刻的安慰。身体受到伤害时，内啡肽会充斥整个身体系统，以快速、有效地缓解疼痛。不幸的是，这种效果是短暂的。不过，当其他方法都不起作用时，人就会求助于它。物质滥用和进食障碍也有类似的短期效果。

反复被虐待的人经常感受到巨大的自我憎恨。对那些遭受性虐待且被训练在虐待情境下有性反应的人来说，这是真实的。自残行为被专业人士视为不恰当的，此时，情况更是如此——这进一步增加了人的羞耻感。这个人可能会被羞耻感淹没，进而惩罚身体的反应。

对于性虐待幸存者来说，有帮助的事是，让他们知道虐待者是如何利用他们正常的生理反应来使他们经历他们永远不愿经历的事情的。想象一下有人把一块巧克力蛋糕塞进另一个人的嘴里，导致那个人的呼吸道被堵住了，这个人很惊恐，或者晕倒了。在经历创伤的过程中，这个人会通过味蕾意识到“巧克力 = 甜的”。味蕾正在按照它们应该有的方式工作。这个人没有任何问题。有问题的是这个人经历了暴力、这个人被堵住了呼吸道。这完全是施虐者的责任。

有时候，人们会变得非常麻木，麻木到没有任何感觉。有些人试图通过自我伤害或高风险行为来触发感觉，以证明他们还活着。如果他们流血了，那么他们就会觉得自己真的活着。

这些人生活在唤起不足的状态中，这低于他们的容纳之窗，他们挣扎着寻找找回感觉的方式。

当被问及自残的原因时，一些人说这是他们当时能想到的替代自杀的最好办法。这是个好消息，也是个坏消息。好的一面是这个人设法保住了生命；坏的一面是这个人再次受到了伤害。总体看来，他们没有死，这是更好的，所以，治疗师可以这样说："我很高兴你还在这里，我很遗憾你觉得需要伤害自己才能留下来。"紧接着，治疗师可以探讨发生了什么以及为什么。治疗师可以建立一个清单，看看来访者可以做些什么其他的事情保全性命，而不是自我伤害。

自我安抚涉及温和的、支持性的自我对话，借此人们可以确认当下没有危险，他们不需要逃离，不需要在当下以如此激烈的方式承担痛苦或愤怒。来访者需要有意识地、缓慢地、深沉地呼吸，使身体平静下来。一般来说，放慢速度是有帮助的，这会使人更多地存在于当下，远离压倒性的感觉。写日记、画画、演奏乐器、与支持自己的朋友或求助热线上的人交谈、抱着宠物、吃或饮用一些健康的东西、冲个柔和的淋浴或泡温水澡都是自我安抚的方法。随着来访者逐步恢复，他们的自我安抚活动清单会越来越长，他们也会越来越信任自己调节情绪的能力。

当来访者第一次尝试自我安抚技巧时，有些尝试可能类似于自我伤害。日记的内容可能集中在自我谴责和伤害自己的愿望上。画画可能是在手臂上本来会出现划伤的位置涂上红色标记，或者画一些与酒精、暴力等有关的图片。这是一种进步，需要得到支持。这比自我伤害好，它代表了这个人有能力将他的行为转向积极的方向。无论步子多小，每一步都算数。

被反复恐吓的人学到的是虐待不会结束，除非他们受到严重的伤害。这种信念一次又一次被强化。自我伤害可能是他们所知道的结束虐待的唯一方法。你还记得那个变得非常激动、乞求治疗师打她的来访者吗？这就是她在儿童时期面临的虐待的收场方式——被大人打，然后一切告一段落。在治疗中，她在治疗师的帮助下平静下来，没有受到伤害。只有在变得平静之后，她才能够理解治疗师拒绝伤害她的做法。这个过程的下一步是让来访者学习如何在感到困扰时安抚自己、如何有效地仿效治疗师的做法，从而变得更能从内心发起这种关怀。

有些自我伤害行为会使治疗师感到恐惧，会唤起治疗师自己的需要被看到、被听到的东西。治疗师如何处理这种情况呢？

显然，关注点需要被放在来访者身上；然而，治疗师在某些时候，需要探索他们自己的反应。对治疗师来说，什么是令其震惊或恐惧的？为什么这些东西需要通过自我伤害来表达？对自己的反应的了解有可能有助于治疗师理解来访者的体验，以及他们是如何应对这种情况的。

不太严重的自我伤害可能会把治疗师拉得更近，会唤起治疗师的关注。这种动力可能复制了来访者的过去，即除非他的身体受伤了，否则他不会得到关注。有些来访者可能带着严重的自我伤害问题来到治疗室，并且想忽略它。这意味着什么呢？他们明显的伤痕曾经都被忽略了吗？他们是否在邀请治疗师通过忽视他们在受伤时对帮助的需求来重现曾经的家庭动态？

来访者可以通过自我伤害“要挟”治疗师。有些人认为这是与治疗师亲近和获取关注的唯一方法。对治疗师来说，这感觉像是来访者依赖他们的关注，所有的路都将通向自我伤害和自杀威胁。

虽然所有的自我伤害都需要得到关注，但在它们被用来抓住治疗师的情况下，治疗师会有一种不同的感觉。它可能是一种重演，代表着来访者被某个人要挟的经历，这个人威胁说，如果来访者离开，他就会伤害或杀死自己。

另外，使用自我伤害或相关的威胁可能是来访者拉近治疗师或其他潜在照料者的唯一的“安全”方式。直接要求获得关注、时间或关切的表现可能太危险了。来访者可能会表现得极度渴求爱和帮助，他们与外部的边界和限制抗争。

探索关系的动态是关键。在不指责或羞辱来访者的情况下，带着温和且真诚的好奇心审视此刻可能存在的情感和人际关系可以使焦点从“猫捉老鼠”的隐秘权力斗争，转移到合作寻找来访者真实的需求和更健康的解决方案上。治疗师需要考虑的重要问题包括，询问来访者是否曾经感到陷入困境、无助或无力；探查来访者是否曾经感到自己是隐形的，好像生活中对他们重要的人忽视了他们，不能真正理解他们多么需要被回应；探讨健康的、真实的联结是什么样的，以及这种联结会在内心激荡起什么。

自我伤害的表现形式可能复制了当时的虐待。暴饮暴食、排空可能是对被强迫吃下或吞咽什么糟糕的东西的经历的重演。如果有这种虐待的历史，那么这种行为可能预示着这一领域的痛苦，或者身处当时的场景的那部分自我的痛苦。

切割或物质滥用也可能是对以前遭受的虐待的复制，这也是解离的部分或记忆向治疗师传达其经历的唯一途径。在解离系统中，当治疗令“他们”感受到威胁时，保护性的分身可能会触发自我伤害事件，以减缓或终止进展。这些事件中的自我伤害可能复制了来访者在发声、说出真相、信任别人或相信他能获得自由时遭受的惩罚。治疗师需要以合作的方式探索来访者的内心世界、询问自我伤害的目的，以及这可能在传达什么；讨论来访者可以使用哪些不会进一步造成伤害的语言或方法来达到相似的目的。

当来访者找到更直接、更有用的方法来表达自己、照顾自己、建立联结和接受他人的帮助时，自我伤害就会减少。

持续存在的虐待

在某些情况下，人们被困在长期虐待中，他们不得不反复回到虐待者身边，一次又一次地受到伤害，比如，一个功能严重失调的家庭。虽然回到虐待环境中的行为也是自我伤害的一种形式，但它是不同的，因为它是一种根深蒂固的行为模式，由一种“我必须回去”的信念维持着。这个人如果不自己回去，会受到更多的伤害。在长期乱伦的情况下，性虐待成为一个人童年不可分割的一部分，其结果是一种有条件的、带有性成分的依恋，它被羞耻感和恐惧加强（Middleton，2013）。摆脱这种模式需要很长的时间，通常这模式会持续到施虐者死亡之后，治疗师需要通过耐心的工作，通过建立内在和外在的资源来帮助遭受虐待者变得强大，直到他拥有情绪的稳定性，离开施虐者。

以这种方式被虐待的人往往有解离性身份障碍，而且在严重自我伤害和自杀行为方面有高风险。大多数人会将他们听到的施虐者的声音作为自我的一个部分。在解离系统中，承受虐待的这部分需要一直待在原位，直到来访者有能力不再返回虐待情境。当系统中被虐待的部分进入治疗过程时，他们就会失去掌控的能力，而在持续的虐待能够被制止之前令来访者失去这种自我保护的能力并不是一个好主意。史蒂夫·弗兰克尔（Steve Frankel）称这些管理无法避免的虐待的部分为“英雄”，因为他们是在来访者仍然被困的情况下去管理无法控制的部分的（Frankel，2014）。这种观念的转变促进了对这个部分的内部接纳，这个部分是被创造出来帮助整个人生存的，这个部分承受了一切，观念的转变为这部分提供了一点褒奖。

有些人还与那些非家人的、强大到足以通过威胁或操纵迫使他们继续回来被反复利用和虐待的团体有联系。帮助处于这种情况中的人发掘内部和外部资源可以为他们创造一条道路，引导他们走出破坏性的环境。人们需要保持他们的防御，直到这些防御不再是必需品。

有组织的加害者团体试图控制一个人可能知道的东西，他们可能的感受，以及他们可以依恋的对象（Hassan，1988）。如果一个有组织的团体能够在这些领域建立控制，特别是在这个人渴望被接受和理解的地方，那么来访者就会陷入虐待关系中，同时害怕和不确定是否真的存在任何其他选择。在这些情况下，治疗关系的质量和强度将接受考验。治疗师需要证明，来访者可以在施虐群体的要求和限制之外，得到理解和欣赏。

建议

在处理自我伤害问题时，治疗师如果需要问及此事，可以说“我很遗憾发生了这种事情，你又受到了伤害。跟我讲讲吧”。这将治疗师对来访者的关切、同情与对自我伤害原因的探索结合在了一起。治疗师带着好奇心询问来访者的内心、身处的环境中发生了什么可能导致自我伤害的事、来访者通过伤害自己的身体想获得什么。

对于那些可能返回或被迫返回虐待环境的人来说，为他们找到一个安全的地方是最好的。如果没有这样的地方，或者这个人不同意去这些地方，那么工作就会损害来访者的控制感。由于他们的内部冲突，由于他们对什么是安全的感到矛盾和困惑，他们可能会破坏脱离计划。治疗师需要专注于建立必要的内部资源，以便他们在可能的情况下尽快离开破坏性的家庭或团体。这通常需要很长时间，原因在于虐待的严重性和这个人为了生存需要而发生的适应性改变。留意任何改善并帮助这个人朝着健康的方向再接再厉是有帮助的。

承认真正的危险和困难会减轻这种情况下的孤独感，会打开关于他们可以做些什么的讨论。重要的是，治疗师不要和来访者一起感到无能为力，要不断地寻找解决方案，要主动站出来，看看在内部、在治疗中、在社区中可以做些什么。当这个人在内部找不到任何希望时，治疗师要抱有希望，并继续努力。

正如史蒂文·哈桑（Steven Hassan）指出的那样，有组织的团体会通过限制来访者与其他人形成亲密连接来进行控制。尽管有的人声称加害者是唯一能够，或者愿意接纳来访者的人，但是一个能够共情的治疗联盟会慢慢地、不容置疑地削弱这种控制性信念。

自杀倾向

最严重的自我伤害形式是自杀行为。很多时候，当自杀的感觉被表达出来时，治疗几乎就停下来了。当威胁严重且迫在眉睫时，这是必要和适当的。来访者需要活着，并且要有足够的安全感来参与治疗。自杀的感觉需要被表达出来，需要被听见，以避免真正的自杀发生。

当治疗中出现自杀的想法和感觉时，立即做一个自杀评估是必要的。虽然这看起来很明显，但这第一步有时会被遗漏。

治疗师可能会错过这一步，因为他们经常听到来访者表达自杀的想法，以至于他们不再认真地对待它们。来访者可能会以非常模糊的方式表达自杀的想法或感觉，以至于治疗师没有发现事情的严重性。来访者可能会说“我不会在这里待很久了”。他微妙地提到他想死的愿望。他的治疗师可能会误认为他是指会谈只剩下几分钟了，并因此忽略这个线索。这个线索过于微弱，以至于治疗师无法抓住它。还有许多其他的情况，在这些情况下，治疗师和来访者会错过直接面对潜在的自杀威胁的机会。

人们产生自杀的想法和感觉的原因有很多。探讨自杀念头背后的意图对帮助来访者识别内在的需求和困难情绪，以及找到健康的、适应性的回应方式非常重要。

来访者想逃离无法忍受的感觉和境地，这是一种正常的反应——人们试图摆脱痛苦。如果痛苦是不可避免的，如终身的创伤、背叛和长期的情绪压力，来访者可能会认为除了死亡之外没有其他的摆脱方法。在这些情况下，治疗师自然而然地想提供希望和选择，这可能会有帮助。这其中被忽视的部分是对这个人的绝望的关注。

在能够抓住任何希望之前，这个人需要被听到。这对治疗师来说可能是非常困难的，因为人们担心深入讨论绝望可能会使情况更糟。听见绝望和与之“勾结”是有区别的。一位来访者是这样告诉咨询师两者的区别的——当她溺水时，她不希望治疗师也跳进水里和她一起淹死。她希望治疗师能站在坚实的地面上，给她一个救生圈，并帮助她上岸。

通过分享绝望，来访者不再觉得自己是孤独地待在自己的痛苦里。来访者首先需要被倾听。然后，他可能会敞开心扉，接受改变，伸手寻求帮助。之后，治疗师可以进行干预，以减缓或阻止来访者情况的进一步恶化。

感觉自己是家人和朋友的负担，让他们觉得如果他们离开，他们所爱的人会过得更好。他们看到自己的问题给别人带来了压力，并且认为如果没有他们，一切都会变得更好。大多数治疗师的第一个冲动是认可他们的价值，他们确实需要听到这些。治疗过程的另一个部分是了解情况，以及来访者的家人和朋友感受到的压力。这个人的看法可能是准确的，也可能是夸张的。如果它是准确的，那就表明他的家人和朋友需要帮助。如果它是夸张的，则实际情况并没有来访者感受到的那么糟糕，这种差异是因为来访者真正想在生活中投入的远远超过他目前的能力，他将这种失望和沮丧投射到了其他人身上，觉得他们也有同样的感觉。

来访者需要感觉到对生活有某种掌控也可能是自杀想法

背后的原因，因为自杀似乎提供了他目前唯一可以获得的控制感。当没有其他选择时，“我可以随时离开”给人一种有选择的感觉。知道自己可以自杀会在来访者心中留下一种在这个人的生活中不曾有的权力感。

来访者需要对生命有掌控感，他将自杀的想法作为一种自我安抚的方式。在这种情况下，知道自己有可能按照自己的意愿死亡可以使他更容易接受活着。这是一种有选择的感觉，“我可以死，但不是现在死。目前，我选择活着”。这种有选择的感觉是有力量的，可以帮助人坚持下去。

接下来的两个原因也是类似的。来访者出现自杀的想法和感觉可能是出于一种想让别人最终看到虐待行为导致的后果的幻想，希望他们感到内疚和悔恨。“当他们来参加我的葬礼时，他们会看到他们真的伤害了我，他们会为此感到难过。”这是一种希望被造成他们痛苦的人看到的愿望和幻想，来访者需要自己的遭遇被这样定义。去讨论这个幻想，找出幻想背后的愿望，以及在这些关系中仍然存在的悲伤和隔阂都是有帮助的。使用焦点解决治疗（Solution Focused Therapy）技术也可能是有帮助的。请来访者想象一下，如果施虐者奇迹般地被治愈了几分钟，能够真正看到这个人并承认他们造成的伤害，那会是什么样子？来访者会希望他们说些什么呢？来访者最后听到这些话会有什么感觉？

这个练习可能会提供一些满足感。然而，希望被施虐的家庭成员接纳和认可的理想化愿望是不可能实现的。一个重要的斗争是帮助来访者认识到他们的家人或虐待他们的人从没有、不能够、也可能永远不会爱他们。处理因认识到这种悲剧而产生的悲痛会成为疗愈的一个重要部分。

产生自杀的想法和感觉也可能是一种查看别人是否关心自己的方式。这个人的生与死对别人是否重要？对于那些被忽视或被当作物品对待的人来说，这可能是他们能够从别人那里了解自己是否重要的唯一方式。可悲的是，对于一些创伤幸存者来说，这可能是人们做出回应的唯一情境，而人们的反应可能是让这个人继续活下去的唯一动力。

当婴儿被独自留下太久时，他们会哭。他们的哭声会升级到极为惨烈的程度，试图抵达会回应他们的人。这是一种依恋性哭声，这种情感呼喊在成年人中也会以多种形式出现。自杀的想法和感觉有时也会像依恋的呼喊一样，变得更加极端，人们希望有人能够听到并前来帮助。正如我们在讨论自我伤害时指出的那样，探索这些想法和感觉的关系动力是寻找更健康的方法的核心。

有时候，自杀的想法或感觉可能反映了对新生活的渴望，人们希望死亡能使自己自由，使他们过上自己更满意的生活。

他们希望从目前的生活中解脱出来，能够以另一种他们更喜欢的方式生活。他们的自杀话语更像是一种隐喻，透露出他们对自己目前人生的感受。

治疗师可以通过询问来查看这种可能性——“你是在考虑自杀，还是在说别的什么事？”另一个有用的探索途径是询问对方自杀会如何改善他的生活、他将不必再处理什么问题、他将不必再感受什么情绪。将自杀作为一种应对机制的人通常会以一种矛盾的感觉做出回应——一方面是一种对生存的渴望，另一方面是不确定如何解决他们面临的问题。

自杀评估

自杀评估包括询问自杀的想法和感受，以及是否有自杀计划。来访者还需要询问风险因素，风险因素包括饮酒和过往的尝试。男性比女性更有可能实施自杀。孤独、感觉自己是个负担、疾病、新近的丧失，以及其他困难的现状都会增加一个人的自杀想法和感受，因此也会增加他们的自杀风险。

计划的致命性也非常重要。对没有计划的“我想死”，人们需要关注，并进行全面的查看，而对“我打算自杀，而且我有枪和子弹”，相关人员需要立即进行全面干预。各种各样的情况都存在，每一种都需要治疗师重点关注。千万不要对自杀威胁掉以轻心。治疗师要养成习惯，询问有任何风险的来访者自杀的感觉和潜在的风险。

当一个人在过去有自杀的尝试时，定期检查他们关于自杀的状态是很重要的。有些人形成了一种对自杀风险进行评级的方式，它涉及从低到高或从即将发生的事到未来的事之间的所有分级。建立一种谈论当前自杀风险的方式有助于来访者和治疗师跟踪这种威胁的水平。

找出引发自杀情绪和行为的原因，并制订计划，以便用其他方式来表达这些需求和感受；在进行这项练习的同时，建立一个将这个人与生活联系起来的事物清单——人物、精神连接、自然环境、生活目标等。当一个人有自杀倾向时，他往往无法获得这些东西，但如果他能够写下来，或者记录下自己活着的理由，他也许能够与自己的生命资源进行连接。

制定一份在遇到困难时可与之电话联系的人的名单。名单最好足够长，其中应该包括那些能够提供倾听和支持而不感到负担过重的人。记住 24 小时热线电话。治疗师要与来访者达成协议，他在不堪重负时要联系适当的人寻求帮助。许多人推迟求助，直到他们走投无路，然后觉得自己对别人要求太多、犹豫不决、不敢求助。如果他们能早点练习向外求助，这对他们自己和其他人来说也许都会更容易。这也会更快地起作用，防止危机发生。

在任何自杀行为发生之前，请制定一份事情清单，即预防措施。这可能包括这个人的所有着陆工具，以及与提供支持的人、自然环境、动物等建立连接的方法。

性的问题

许多创伤幸存者曾遭受过性虐待。这种虐待影响了他们对自己身体的体验，并以多种方式影响了他们的人际关系。疗愈性创伤的一部分涉及在治疗中解决性方面的问题。

当性行为具有虐待性质时，羞耻感往往会被唤起，即人们会觉得自己是坏的。在性虐待之后，人们对自己的身体和性行为有非常矛盾的感受，这并不罕见。有些人憎恨自己的身体是有性反应的，有些人厌恶自己在可怕的情况下感受到任何形式的性兴奋。这种错位的自我憎恨感往往表现为性化的自我伤害。

当性与痛苦联系在一起时，要切断这种联系可能非常难。更糟糕的是，有时，一些幸存者被训练成在令人恐惧或痛苦的互动中变得兴奋。当身体状态与羞耻和自我憎恨（的情绪）结合起来时，通过有害的性行为来宣泄掉这些动态因素可能会成为一种根深蒂固的行为模式。

另一些时候，人们的反应是尽可能地避免性。这可能包括身体上的自我忽视，这被作为一种脱离身体或摆脱身体上被伤害的那些部分的手段。为了阻止任何性关注，这些来访者会呈现出特有的穿衣风格和行为方式。他们在治疗中很难应对性方面的问题。他们在出现性兴奋时会惊恐或解离，他们无法忍受这些感觉。

如果一个人在性方面被反复利用，他可能会发展出一种完全基于性行为的身份，好像性是他唯一可以提供给另一个人的东西。当其他人，如他的治疗师，拒绝与他以性的方式建立联结时，他就不知道如何与之交往。他对作为性对象之外的任何价值毫无感觉。失去这种身份或其他他一生中一直使用的角色会使他感到自己暴露了或极其脆弱。当性行为是联结的唯一途径，也是一个人可以体验到价值的唯一方式时，失去这种联结模式就等于失去了所有联结的手段。

一个人在几乎没有任何权力的情况下，会利用任何可以利用的能力来影响他人。如果性是唯一可以被用来影响他人的东西，那么这个人就会意识到这一点，并学会利用它来获得他通过直接手段无法获得的东西。这被贴上了“操纵”的标签。不幸的是，这个词有负面的含义，在大多数情况下，当直接的方式是危险的，或者不可用时，人们会选择通过操纵性的方式来满足需求。如果人们了解到感受个人力量的唯一方式是通过性的话，那么这个途径就会被利用。他们没有感受到，也没有意识到通过他们的思想、心灵、创造力、才能和潜力与他人建立真正的联结的力量。

对于一些人来说，性成了一种身份。他们在这个世界上的表现被性化了，好像那是他们最重要的东西。在治疗中，一个特别漂亮的女人讲述了她遭遇背叛和猥亵的历史。似乎每个接近她的人都在试图调戏或引诱她。她因为自己的美貌而受到骚扰，就像意大利电影《西西里的美丽传说》中的女主角一样，她屈服了。在治疗中，她期待着对她的评判。然而，她的治疗师并没有评判她，而是说想听她的故事。这个女人的眼泪夺眶而出，她坚硬的外表消失了。治疗师接纳她这个人，并且希望看到她的经历，这使她为了保护自己制造的防御性外壳瓦解了。

对于解离者来说，其系统中往往有一些性化的部分，这是他为了管理不适当的性关系形成的。这个人的这些部分有可能在任何时候出现，但由于某种原因，“他们”出现的时机总是很重要。他们可能会被他们所在的环境或与治疗师关系中的某些东西触发。也许是温暖的感觉或联结感，对解离系统的那些部分来说，这是与性相关的信号。也许随着治疗联盟越来越强，情感上的亲近变得令人害怕。性的部分跳出来测试这种关系，认为没有人真的关心性以外的事，或者能够停留在性之外。

人们会试图从与他人的互动中获得最好的结果，同时尽可能地保证自己的安全。就有解离问题的人来说，治疗师可能会在紧张的情境下，遇到这个系统中的各个部分，包括性的部分，这些部分在做着自己认为应该去做的事情，如转移关注点、与某个人建立密切联系、保持控制，或者他们被训练做的事情。

治疗师遇到利用这种行为来满足需求的人格分身的概率非常高。因此，我们鼓励临床工作者准备好一系列温和且直接的方式来澄清治疗的边界，并将焦点转移到事件的意义上。在这一时刻，治疗师必须非常小心地以安全、非羞辱的方式对待来访者。对来访者这一行为的目的和他此刻内心的体验产生真诚的好奇有利于促进坦诚的交流。治疗师对来访者的关怀和想提供帮助的真心可以与对安全性和清晰边界的需求相结合。治疗师可以向来访者解释说，治疗关系的背景和内容如果被改变，就无法真正帮到他，而且来访者的安全对治疗师来说是重中之重。

此外，治疗师有责任注意到自己的脆弱，并在治疗之外，以合适的方式满足自己情感和其他方面的需求。当来访者有遭遇性虐待的经历时，治疗师定期寻求专业支持以监测和维持治疗边界是很有帮助的。

建议

与受到性虐待的人谈论关于性的问题。在一开始，让他们知道性和性行为将成为会谈的议题。这并不意味着双方马上就进行这些谈话。但是，请让来访者知道这是一个需要讨论的话题，并且双方将在适当的时候讨论，这会在时机对的时候打开讨论的大门。

当来访者变得具有挑逗性时，让他们知道你看得出来他们在做什么，告诉他们虽然他们可能很擅长这样做，但你想知道他们为什么需要学会这样做，以及这对他们的生活有什么样的帮助和伤害。这是一种保持专业距离的方法，也不会让来访者感到羞耻。这也是用语言描述其行为，发掘其目的和意义的开始，这将有助于指导和支持来访者学习如何拥有一段不需要以性作为交换的亲密关系。

如果来访者变得过于坚持推动性关系，治疗师可以让他知道，其带有性色彩的行为是被看到和承认的，但不会在这段关系中实现。任何带有性意味的宣泄行为都会阻碍他体验到那些其他人知道但他从来没有机会了解的东西。为了保护来访者和治疗师，在有签字许可的情况下，治疗师可以对会谈进行录像。如果情况允许，双方可以在一个有单面镜的房间里进行治疗，请督导师在另一侧提供观察和支持会有所帮助。

重要的是在不令人感受到羞耻或被拒绝的情况下明确边界。同样重要的是，识别和承认对方想通过性接触实现的重要的、关系上的目的；在不重现虐待动力的情况下认可这种需要，提供合适的联结和治愈性互动，使来访者和与性相关的解离部分获得成长。

当治疗师与处于婚姻或亲密关系中的人一起工作时，伴侣之间的性问题需要得到解决。一个人与性相关的部分照管他的关系中性的方面的情况并不罕见，不管这个部分是否解离了。在这些情况下，这个人在进行性方面的行为时可能没有真正地投入与伴侣的情感性亲密和物理性亲密。如果情况真的是这样，幸存者的性关系中可能很少有或根本没有实际的亲密感。幸存者甚至可能没有意识到性亲密是可能的。对于这些人或解离系统中的这些部分来说，他们需要从一个全新的角度认识性。

一个建议是请来访者学习以非性的方式感受身体的愉悦。另一个建议是请来访者学习与他们的伴侣体验情感上的亲密，慢慢地感受与对方在一起时的亲密感和身体的愉悦，而不是将注意力转移到性行为上。在解离系统中，被指定处理性的部分将是参与这个过程的最后一个部分，这部分可以慢慢地向系统的其他部分学习，避免向条件反射式的性行为的自动转变。

威胁

有时，来访者可能会在某种程度上变得具有威胁性，比如，在口头上，甚至在身体上。

有时，来访者可能会在情感上威胁到治疗关系。例如，一个来访者曾经故意对她的治疗师说了一些残忍的话。治疗师哭了，感到很受伤，然后站起来离开了房间。在办公室外，她做了几次深呼吸。在整理好自己的情绪后，她回到了房间。她告诉来访者："如果你想知道你是否能伤害我，答案是你可以。如果你想知道你是否可以破坏这段关系，答案也是你可以。这是你的选择。"

在这个例子中，这样的伤害性行为会破坏治疗关系，这一点治疗师需要明确。如果令人恐惧或受伤的事情发生了，治疗师需要立即解决。在这个例子中，治疗师感到足够安全，可以回到房间与来访者面质。就这样，两个人讨论了这段关系，以及这段关系如何要求他们互相尊重对方。然后治疗得以继续，来访者选择不再故意伤害治疗师。对治疗师而言，这提供了一个视角，使她了解了来访者面对一个故意伤害她的虐待狂母亲的经历。治疗师利用这段经历了解了她该如何与来访者就母亲的议题展开工作。

然而，在有些情况下，治疗师会感到继续这次会谈是不安全的，甚至一起工作是不安全的。例如，一位来访者来到治疗室，坐在离治疗师很远的地方（他坐得比正常情况更远）。他掏出一把刀，威胁说要杀死治疗师，然后自杀。治疗师让他把刀放下，并告知他如果不立即这样做会发生什么。他没有这样做，所以治疗师离开了房间并打电话报警。

在另一个持刀来访者的案例中，治疗师与来访者有长期的合作关系，来访者从没有出现过威胁治疗师的情况。治疗师选择与来访者交谈，看看是否有可能继续下去。来访者道歉了，并对自己的行为感到沮丧。他同意在进入办公室前被检查口袋和背包，直到治疗师确定他不再对自己造成威胁为止。这对这位来访者和治疗师来说是有效的，他们共同针对威胁进行工作。

如果来访者和治疗师没有长期、稳固的关系，治疗就会结束。如果治疗师或来访者没有足够的安全感，治疗就无法继续。在第二个例子中，治疗师还可以在警察到来时与他们交涉，再与来访者交涉，来访者可以被带到一个安全的住院机构，在那里他可以得到评估，他也可能会被转介到其他地方得到合适的治疗。

任何威胁性事件发生后，治疗师需要评估治疗是否可以继续。治疗作为安全容器的功能已经受损或被毁了。治疗师没有义务与一个危险的人一起工作。威胁的性质和关系的性质都是治疗师做出决定时的重要考虑因素。如果继续治疗的可能性不存在，治疗师应该将危险的来访者转介给可以提供帮助的安全环境。

例如，在与一位新的来访者的前几次治疗中，来访者站起来拿起一把椅子，把它举过头顶，好像要扔向治疗师，治疗师很震惊。她站起来，强硬地告诉他："把它放下！"幸运的是，他照做了。然后她与他交谈，结果是她将他转介到了一个住院治疗中心。他需要处理的东西太多，每周一次的门诊治疗无法满足他的需求。他因转诊而松了一口气，最终去了住院治疗机构。

虽然这种威胁不像前面提到的那样具有潜在的致命性，但这位治疗师没有办法知道是什么激起了这种行为，没有办法与这位来访者建立关系，也无法相信这种威胁不会再发生或升级。在这几个案例中，关键在于治疗关系的强度和质量。这使治疗师有一个可以用来评估未来威胁的可能性和威胁被实施的可能性的参考框架。治疗师和来访者之间的联结会抵消驱动来访者行为的恐惧或其他情绪因素。

另一种威胁来自有潜在诉讼倾向的来访者。在有诉讼风险下进行治疗是非常困难的，甚至是不可能的。来访者在本质上把治疗师当作了人质，从而约束了治疗过程，创造了一种对治疗起反作用的权力动力。这种动力可能生动地反映了来访者承受的一切。如果这可以被讨论，可以服务于治疗目的的话，与这样的人一起工作就有可能。然而，在这些情况下，最好有督导师、极好的治疗记录和适合心理健康工作者的法律顾问。即使有了这些，治疗师如果在这种环境下没有足够的安全感来提供适当的咨询服务，最好还是把这个人转介到其他地方，那里可能有更好的使其得到帮助的机会。

有时，来访者会认为他们的治疗师有可能受到施虐者的威胁。在大多数情况下，这是一种恐惧，而不是现实。然而，每一个对治疗师的潜在威胁都需要被认真地对待。治疗师需要与来访者进行沟通，查看是什么让他认为存在威胁。在某些情况下，探索来访者的担心背后的东西会使其感知到的威胁消散。在这些情况下，通常有一些从未被审视过的、不太客观的旧有信念。在其他情况下，施虐者可能确实曾告诉来访者，如果来访者继续接受治疗，他会伤害治疗师。这种说法有多现实呢？如果施虐者是老人和残疾人，这可能就不太现实。如果施虐者是健康的，并且有攻击历史，那么威胁就大得多。如果细节不详，治疗师需要谨慎行事。

对于解离者来说，威胁可能来自个体内部的一种自我状态。在这种情况下，治疗师需要与具有威胁性的部分进行沟通，与系统中的那个部分“谈一谈”，这意味着与来访者对话，邀请具有威胁性的那个部分倾听并参与对话。

你可以像这样打开对话：“如果想伤害我的那部分正在听，我希望他（或她）能考虑出来和我谈谈，分享他（或她）的想法。那个部分显然感觉哪里不太对，那么知道那是什么是有帮助的。如果我们了解了，我们就可以合作，使治疗对你们都更有帮助。”

有时，当来访者以这种方式被接近时，愤怒和不安的部分就会出来。治疗师需要准备好与持有强烈情绪的那部分一起工作，尝试从那部分了解是什么触发了这种防御反应。如前所述，治疗威胁和自我伤害行为经常是出于保护性意图。将不可接受的行为重新解读为在充满威胁的世界中创造安全感的尝试（在这里，正常的方式被认为是无效的），有助于减少紧张和冲突，加强治疗关系。作为一种合作的努力，这构建了一个有利于治疗的避风港。

威胁行为背后的动力之一可能是来访者想让治疗师了解自己的经历。故意说一些极其伤人的话的来访者是由一个虐待狂母亲抚养长大的。在治疗中发生那件事后，治疗师对来访者的家中充斥着的残忍有了更深的认识，这是来访者的深层痛苦的持续来源。无论治疗师是否直接分享这一洞察，它都为她提供了信息，并影响了事件发生后的工作。持刀的来访者在生活中也曾受到过类似的威胁，他的一部分认同了攻击者。也许那个拿着椅子几乎要将其扔出去的人曾被一个“大块头”吓到过，或者曾被一个突然变得暴力的人吓到过。或者，他内心有太多的东西，他无法抑制。威胁或可怕的行为的背后是有原因的。只要它被安全地探讨，它就会提供很大的帮助。如果治疗将要结束，将这些信息传达给下一个与这个人合作的临床工作者或机构是很有帮助的，这样人们就有可能越来越明确，是什么在助长阻碍这个人获得帮助的行为。

治疗师也可能遭受来访者的霸凌。虽然来访者可能会出现愤怒情绪，但霸凌行为往往基于这样的意图——一个人试图通过放倒另一个人来抬高自己，它更多地是关于控制和支配的，而不是愤怒。在这些情况下，来访者可能知道，也可能不知道自己在使用恐吓来达到自己的目的。处理霸凌的第一步是说出这个人的名字，温和但坚定地让他知道，你不接受以这种方式开展对话（Horn，2003）。换句话说，你要求立即停止这种行为。治疗师要让对方知道他可以通过其他与人打交道的更好的方式来获得需求的满足。有帮助的是，了解霸凌行为是他从哪里学来的、其他人对它的反应如何，以及霸凌行为对这个人有什么影响。在大多数情况下，霸凌行为可能会让来访者在当下如愿，但它伤害或毁坏了关系。治疗师可以示范通过不同的方式来表达自己的需求，这些方式不会被看作霸凌，它们更有可能帮助人获得需求的满足，而且有利于关系的维持。

在一个解离系统中可能有一部分是霸凌者，因为这部分代表了内部的施虐者。心灵内部的霸凌使系统与外部施虐者的期望保持一致。这是一种在受虐情境下起保护作用的功能，但这对他们目前的生活可能没有帮助。

有时，来访者故意破坏治疗师的规则，变相地要求终止治疗。导致这种行为的可能是不同的因素。治疗可能进展得过快，来访者对自己的经历和情绪的觉察使其不堪重负，所以来访者急切地想要离开；有时，来访者担心自己如果留下来会伤害治疗师，担心告诉治疗师发生的事情会让治疗师感到痛苦，甚至会“污染”他。来访者试图通过离开来保护治疗师。有时，来访者仍然与施虐者保持着联系，而这些人威胁说如果来访者继续去寻求帮助，他们就会伤害治疗师。这通常是他们恐吓来访者离开治疗的手段，而很少是对治疗师的实际威胁。

当任何一种有害的行为或威胁发生时，治疗师首先要做的是尽可能地确保治疗师和来访者的安全。治疗师如果要在谨慎和风险之间做出选择，要选择谨慎。

建议

立即评估威胁的程度。对于严重的威胁，要采取行动保护治疗师和来访者。宁求稳妥，不要涉险——处理人的窘迫要比处理真实的伤害好得多。

准备好应急程序。这可能包括以下内容。

- 将“紧急按钮”放在容易触及的地方，以便启动自动求救。
- 保证来访者和治疗师都有出口，任何一方都不会被堵在房间。
- 提醒工作人员或同事自己有可能需要他们的干预。
- 在共用的办公室或诊所建立定期的应急程序练习。
- 在私人办公室安置紧急按钮、快速拨号或其他可能的快速连接手段，以便在必要时寻求帮助。与当地的执法部门和精神卫生部门进行核实，确保有关紧急程序的最新信息已经到位。
- 在治疗初期，双方需要在安全的场所讨论治疗，无论对来访者还是治疗师来说，情况都是如此。尽早讨论威胁会被如何处理。让来访者知道，他对任何形式的威胁感到的恐惧都应该被讨论。
- 让来访者知道，如果在治疗中发生的任何事情令来访者或治疗师感到不安全，双方将立即进行讨论，以确保两个人的安全，并让治疗继续进行。

- 最好只在楼内有其他人的情况下在私人办公室见新的来访者，以确保治疗师在需要时可以获得帮助。如果办公室是独立的，附近没有人可以前来协助治疗师，治疗师最好不要见那些可能会带来威胁的来访者。这些人包括有暴力史，或者因目前处于暴力关系中而前来求助的人。他们应该在有后援的办公室就诊，以便来访者和治疗师的安全得到保障。

第 8 章
Chapter

困难的情感

愤怒

较难处理的情绪之一是愤怒。这项工作可能是令人恐惧的，在某些情况下甚至是危险的。愤怒是一种非常强大的情绪，它往往是人受到伤害、羞辱或惊吓后的反应。它具有防御性和保护性。学习如何控制愤怒是一个人疗愈旅程的重要部分。但是，愤怒可以是保护性的——保护一个人免于遭受操纵或虐待；也可以是破坏性的——对人造成伤害，对财产造成破坏，导致关系破裂，甚至监禁。

值得注意的是，来访者可能会出现敌视、排斥或害怕治疗或治疗师的情况，尤其是在治疗的开始阶段。治疗师以接纳和开放的态度讨论这些挑战的能力是建立治疗联盟的重要财富（Norcross，2011）。

人们从他们的照料者和环境中学习如何表达愤怒。受害者从施虐者那里学到的是，愤怒是破坏性的，是用来获得权力和控制感的。遭受伤害的人在成长过程中可能只用暴力的方式表达过愤怒，而没有以可控的、建设性的方式处理愤怒的经验。在治疗中，愤怒会让人感到失控和害怕，是需要避免的事情，是会引发羞耻感的事情。

看到愤怒并快速地解决它可以防止事态升级。通常情况下，如果挫败感或愤怒被看见，来访者得到询问，他们会分享沮丧的原因，有时分享会伴随着非常强烈的情绪，但是最终心烦意乱的浪潮会过去。然而，有些人的内心有如此多的愤怒，以至于谈论愤怒有可能激发更多的愤怒。有些来访者可能会提到对愤怒的恐惧，此时，询问他们是明智的。对于一些人来说，他们对愤怒的恐惧来自对报复的恐惧，而对于另一些人来说，这种恐惧来自他们的担心——他们担心愤怒一旦被释放，就会失控。对于这两类人，以及同时感受到这两种恐惧的人来说，学习调整节奏是至关重要的，即学习让自己停下来、镇定下来，然后再回来整理愤怒，之后再次暂停。在必要时来访者可以多停几次，但永远不要“越过底线”。这可能是一次非常困难，但也很令人满意的经历。

学习减少伤害的技能也很有帮助，如运动、放慢呼吸、进行创造性活动和冥想。

对于有解离问题的人来说，愤怒可能会被发泄到其他人或自我的某些部分上。在这个人设法以任何方式抑制愤怒、停止或控制伤害时加以留意，可以帮助他发现自我控制力量的增强，从而使他感到更安全。对大多数人来说，失去控制的感觉并不好。在大部分情况下，这会激起羞耻感。自我控制和能够恰当地处理强烈的感觉有助于建立自尊和良好的骄傲感。

有时，愤怒可能针对的是治疗师所说或所做的事情，或者没有说或没有做的事情。当愤怒指向治疗师时，倾听是有帮助的。在这种情况下，治疗师通常会变得防御，会感到被评判或被攻击，这是一种令人非常沮丧的体验，这也是一种自然反应。当这种情况发生时，如果治疗师能够看到愤怒，并且做出回应而不是反应，事情就会好转。即使这很有挑战性，治疗师也可以做出回应，承认正在发生的事情，说这样的话——“这非常困难，但是也非常重要。我需要了解是什么让你如此沮丧，而这可能需要一些时间”——可以给治疗师争取一点时间来稳定情绪，防止出现无益的自动化反应。然后，治疗师需要倾听，帮助来访者搞清楚是什么触发了愤怒，即使来访者无法控制，治疗师也要做出适当的回应。

例如，可能会有很多关于“你”的信息，而不是关于“我”的信息（“你总是……”“你从不……”），这种交流通常会导致防御、争论和沮丧的情绪。来访者很少有时间练习使用非暴力的语言表达自己，如“当你……时，我感到很受伤”，或者“当你……时，我感到不安或愤怒”。来访者对这种有利于关系的语言可能完全不了解，他学到的语言可能会在很大程度上激怒治疗师。

通常，被表达的愤怒预示着关系的破裂，而表达方式使这种破裂更加严重。如果治疗师能够听到来访者真正的痛苦，并努力修复破裂的关系，那么治疗师就可以教来访者用更有效的方式表达他的愤怒。例如，治疗师可以通过说“所以你是说，当我……时，你觉得……”来重新表达来访者的抱怨。这种表达把沟通放在了一个健康的形式中，并且可能会使治疗师更易于做出反应。

下面是来访者向治疗师发出的常见信息。

- “你就是不明白。”

　　也许你明白，也许你不明白。当有人这么说时，很明显有些东西是缺失的，所以治疗师只需要问：“我没有理解的是什么？”答案将是有帮助的，事实有可能是存在没有被看到和没有被理解的东西，也有可能是治疗师知道发生了什么，只是没有很好地传达出来，以至于对方没有接收到。

- “你不能理解。”

很明显，你没能理解，或者你没有成功地让对方知道你理解了。你怎样才能让对方知道你理解他呢？有时，这需要的可能是一个更完整的口头认可，学会给来访者提供这样的认可是有帮助的。你不仅要回应来访者所说的话，还要回应他分享的内容的情感部分，这样做可以让人感觉到自己被很好地看到和听到了。

然而，有时，来访者会要求治疗师以不可能的或不具有治疗性的行为方式回应。来访者可能希望得到比现有的更多的东西，有些是不合理的，如过多的时间（无论是额外的会谈，还是电话联系或办公室以外的在线互动）。遭遇严重创伤的人往往有边界问题，并会以不符合治疗关系的方式推动需求的满足。要回应这些需求，治疗师需要具有敏感性，还需要提供能够反映对来访者的尊重的有力的信息。发现自己的要求是不合适的往往会引发羞耻感，所以治疗师在设定边界时需要非常谨慎。

承认需求的现实性是有帮助的，同时治疗师要传达自己对没有满足或不能满足那些需求感到遗憾。之后，来访者会有丧失感，但同时希望仍能感受到与治疗师的联结。

谈论治疗关系的独特性质是有益的。不幸的是，这一点很少被做到。治疗中特有的关系问题常常被提出，但没有被阐明。更糟糕的是，它们被放在简单、僵化的规则中，对每个特定关系的细微差别的开放的讨论不足。未能直接与来访者讨论治疗关系的性质成了许多令人痛苦的关系破裂和治疗失败的原因（Dalenberg，2014）。

- “这没有效果。”

这样的说法在邀请治疗师询问对方的期望，并查看治疗中哪些是有效的、哪些是无效的。有时挫折感的来源是来访者无法满足他们对自己的期望。有时挫折感的来源是对治疗师的要求没有得到满足或治疗过程艰难。这项工作非常艰辛，没有人愿意忍受不必要的情感痛苦。当技巧被证明是不足的，或者揭示出双方有更多的工作要做时，来访者变得沮丧是可以理解的。

在愤怒的表达方面，即使愤怒是以不太理想的方式被表达出来的，治疗的基本规则也仍然存在，即不造成伤害——不对他人造成身体上的或情感上的伤害，也不造成财物损失。即使来访者带着最好的意图，他也可能说出一些伤人的话，或者以不太理想的方式表达自己。在这种情况下，治疗师需要给予一定的宽容，因为来访者正在接受治疗，以学习如何处理情绪，特别是这些强烈的情绪。有机会在安全、疗愈的情境中处理情绪可能会改变他的命运。

在解离系统中处理愤怒和愤怒的分身

在解离系统中，愤怒的部分通常是为了保护这个人而存在的。“他们”往往像虐待他们的人一样挑剔、刻薄，因为“他们”需要以这种方式保证这个人的安全。内心有一个人时刻提醒自己什么是自己该说的、什么是自己不该说的，以及什么是自己该做的、什么是自己不该做的，会使生活变得异常艰辛，但这也会提醒这个人遵守加害者制定的规则，只要加害者与这个人还有联系，这种不断的提醒可能就是有帮助的。

与愤怒的部分工作的一个目的是帮助“他们”学会以不再重新遭受创伤的方式保护自己，另一个目的是帮助这个人的其他部分接纳愤怒的部分，承认“他们”对生存的贡献，并与“他们”一起找到保持其力量和权力的方法，同时学会不威胁、恐吓或伤害他人。

在治疗中，当治疗进展得过快时，当不可忍受的内容即将出现时，或者当人没有获得足够的安全感却开始变得脆弱时，愤怒的部分可能会出现，导致治疗减缓或停止。在这种情况下，愤怒的分身就像系统运行过快时的刹车。治疗师和来访者可能会对此感到惊讶或沮丧，觉得进展受阻。如果有可能的话，治疗师可以与愤怒的部分交谈，询问这部分在为来访者做什么，愤怒的功能是什么。

例如，治疗师可能正在对来访者内部系统的某些部分开展创伤方面的工作，突然遇到一个愤怒的部分，这个部分很可怕，完全破坏了治疗过程。这种情况并不少见。愤怒的分身让人联想到虐待者，“他”重现了来访者在变得真实、说出真相、揭露秘密时面临的后果。这是人们在说出被教导不能说的话时的感受的一种极端形式，是内疚和害怕被报复的结合。

愤怒或保护者的部分让自我系统的其他部分远离伤害，其他部分被吓得噤若寒蝉，“他们”躲避、逃亡，这可能会复制创伤中发生的事情。愤怒或保护者的部分也显示了加害者的样子以及来自加害者的能量。愤怒或保护者的部分确实是可怕的，“他”会以加害者恐吓整个系统的方式来恐吓治疗师。在治疗中，指出这一点可能有助于沟通——愤怒或保护者的部分很好地学会了如何说出施虐者说的话，愤怒的行为帮助自我的其他部分躲藏起来，免于被即将发生的攻击吓到。

对于治疗师来说，查看愤怒的部分的出现带来了什么样的感觉是有帮助的。“他”是否引发了一种脆弱感？“他”是否使人感到自己比平时弱小？“他”是否带来了一种忐忑不安的感觉？“他”是否引起了对受到伤害的担心？所有这些可能都是来访者非常熟悉的体验，感受到这种威胁有助于治疗师理解来访者为什么会分裂，以及信任别人和在治疗的过程中保持参与有多难。

此外，治疗师要考虑到愤怒的分身在以“他”所知道的唯一方式进行联结。“他”的社会化受到了加害者的影响。来访者能够来办公室会谈，能够认识到自己的目标是改变“他”和整个系统的关系，这一事实说明了其合作和成长的潜力。

在有解离问题的人中，愤怒往往被区隔化——完全消失或以激烈的方式公然出现。在治疗中，治疗师通过倾听解离系统中愤怒的部分来了解对来访者施虐的人及其虐待风格。虽然有些治疗师觉得这种经历很可怕，并试图避免与愤怒的部分打交道，但实际上，在可行的情况下尽快让“他们”参与进来，并使“他们”成为来访者疗愈旅程的一个组成部分，是非常有帮助的。“他们”就像受到召唤的特种部队，在虐待的情境下做着最危险的工作。“他们”通常是承受最严重的虐待的部分，为了生存而与施虐者结盟。因为“他们”扛下来了，所以整个人才能够保留更柔软的情感和对生活的希望。愤怒的部分在系统中经常被视为“非我”，而且经常被排除在治疗之外。这类似于把部队送上战场，而当部队回来后却不想与其有任何关系。

建议

首先，教人们如何平复自己，以获得对自己行为的控制。学习并亲身体验这一点会让人受到鼓舞、充满力量。

获得对其生理反应的控制的较快的方法之一是调整呼吸。人们不能控制自己的心跳或其他生理反应，但他们可以控制自己的呼吸。为了使身体平静下来，人们可以先使空气充满肺部，然后尽可能慢地呼气，时间越长越好。如此重复，深深地吸满气并慢慢呼出，控制呼气的时间，呼气的时间越长越好。这可以激活副交感神经系统。随着足够的重复，身体开始放松，人也能更好地进行理性思考和行动。

对一些人来说，慢慢地吹肥皂泡的图像可以帮助他们学会缓慢地呼气以使神经系统镇静下来。过程还是那个过程，但这个图像对一些人来说可能更舒缓、更易于接受，尤其是对那些把控制看作有害的东西的人来说。

针对同一个练习的两种方法说明了如何调整技术以适应来访者的需求。一个被监禁的人最有可能与能够控制他自己的想法产生共鸣。目前能够接触到安全地点的人可能更喜欢吹泡泡这种柔和的形象，以便自己变得更加平静。如果来访者想出了另一个适合这个练习的图像，他们就可以用他们想出来的。

教人们了解愤怒，如不同种类的愤怒的强度、如何安全地表达愤怒，以及它在保护这个人和处理不对的事情方面是如何提供帮助的。愤怒可以提供能量——轻微的恼火或烦躁可以提供少量能量，暴怒可以提供压倒性力量。愤怒是有层级的，意识到触发事件和各种程度的愤怒反应之间的差异是有帮助的。在许多幸存者中，他们的反应与事件不匹配——其反应在过度压抑或解离和做出不合宜的过激反应之间交替。让反应与情境相匹配可以让人选择有益的行为。

建立一个表格，列出从轻度愤怒到极端愤怒的词语，以及在每个级别上合适的行为。同时，添加注释，说明来访者目前是如何处理每个级别的情况的，以及该行为是可接受的还是需要改变的。发现自己在某些事情上做得足够好，甚至非常好，这可以让人感到宽心。

在会谈中，让来访者练习用合适的词语表达不同程度的愤怒。如果来访者看起来有某种程度的愤怒，却似乎与他的愤怒没有任何连接，那么他可以陈述不同程度的愤怒感觉，从轻度到重度，这可以帮助这个人识别他正在体验的水平。

探讨人们在家中如何处理愤怒。谁做了什么？什么是有效的？什么是无效的？这些策略是否能够改善关系？

来访者是否曾有过以有利于关系的改善的方式表达愤怒的经历？那是什么样的情况？来访者是否有过这方面的成功经验？让他详细地描述一下，并留意这个人以此方式成功的原因。

羞耻感

“我就是个毫无用处的垃圾，我连呼吸都不配。”

当有人这么说时，你会怎么说或怎么做呢？劝说是没有用的。告诉对方这不是事实很少能起作用。羞耻和无力感是大多数人际关系创伤的根源。无法阻止令人羞愧的事情发生会粉碎一个人的自我价值感和个人力量感。这种经历是如此具有破坏性，以至于多年过去了，这个人可能还不能承认这种程度的痛苦。

什么是羞耻感？羞耻感是一种生理状态。在这种状态下，人有一种内在的缺陷感，即从根本上觉得自己是不好的。它与内疚感不同。内疚是关于行为的，是人对做了感觉错误的事情的反应，它与自我本身无关。一个人可以对错误的行为感到内疚，但仍然知道他在本质上是好的，即他是一个做了坏事的人，而不是一个坏人（Lewis，1971）。

当一个人感到羞耻时，这传达的信息是这个人是坏的，而且这种羞耻感为防御机制创造了基础（Wurmser，1981）。直接感受到羞耻感会导致身体和精神上的垮塌。陷入羞耻感的人会低下头，他们的身体也会瘪下去，他们会变得无力。另外，"羞耻感会威胁社会关系的建立，因此对于确立一个人在关系中的位置至关重要"（Galaway and Hudson，1996）。这种体验是如此令人难以忍受，以至于人们会尽可能地避免它；当人们感受到它时，他们可能会做任何事情来摆脱它，甚至自杀。心灵会做必要的事情，来保护人不与羞耻的体验建立联系。对羞耻感的常见反应都是为了保护这个人免受羞耻感的压迫。唐纳德·纳坦森（Donald Nathanson）描述了"羞耻感罗盘"（见图 8.1），针对羞耻感的防御策略有四个潜在的方向——回避自我、回避他人、攻击他人和攻击自我（Nathanson，1992）。

对于幸存者来说，羞耻感可能会不断地被强化。他们在遭受虐待期间感到羞耻，然后在试图谈论虐待遭遇时，或者以受害者或虐待者的身份再现虐待经历时，再次感到羞耻。他们最终会因为羞耻感而感到受困和无能为力，这也会进一步加深羞耻感。

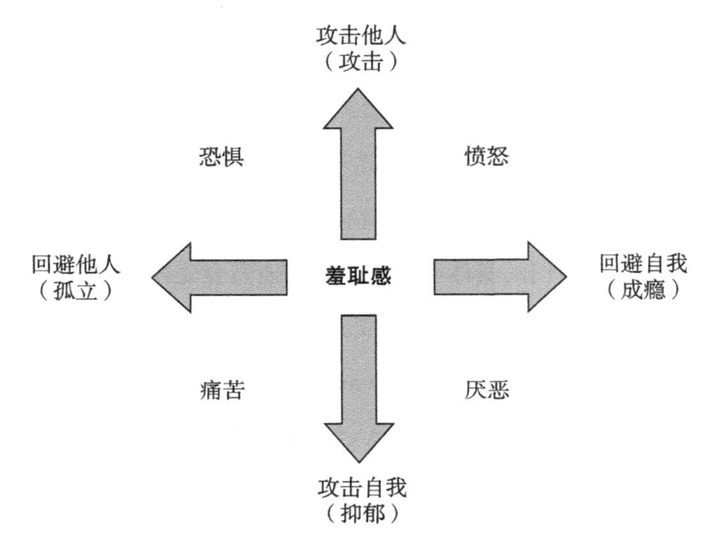

图 8.1　羞耻感罗盘——回避行为和掩饰情绪

资料来源：Webb，2003；Nathanson，1992.

困难在于，感受羞耻感并允许它流动，而不是阻挡它，让它困在那里；困难在于，让它存在于一个不感到羞耻的人的面前，他可以看见羞耻感，也可以看见这个人的价值。这就是减弱羞耻感的方法。显而易见的问题是，人们觉得羞耻感是不可忍受的，所以人们需要大量的知识、意愿和支持来帮助自己接纳羞耻感，进而使它消退。

人的基本需求之一是被他人看到，以一种接纳的方式真正被看到。然而，当一个人曾遭受过创伤，被看到可能会引起恐惧，一种对表露的恐惧。当幸存者试图谈论他们的创伤时，他们往往有负面的体验——他们可能不会被听到，或者他们可能会因为创伤而受到指责或羞辱（在强奸案中这太典型了），或者他们的创伤以某种方式被忽略了，如被告知要克服它，或者被告知要祈祷和请求宽恕。人们很少能找到有能力深入倾听幸存者经历的人，因为这意味着他们自己要感受创伤的影响，尽管是间接的。

对虐待的否认使羞耻感得以维持，这种否认可能源自加害者不想为自己的所作所为承担责任，可能源自家庭和社会无法承受虐待的现实，可能源自幸存者试图使自己与自己的经历拉开距离的自我否认，也可能源自治疗师的否认。

治疗师的否认可能来自怀疑或无法忍受来访者羞耻感的强度、害怕任何形式的法律责任、想保护来访者免于遭受无法承受的压力，或者无法以有效的方式谈论羞耻感。

在最近一篇关于羞耻感对创伤后应激障碍的影响的文章中，特里·泰勒（Terry Taylor）指出：

“因为羞耻感经常被视为一种令人痛苦和不舒服的情绪，所以来访者和治疗师可能没有在治疗中共同解决这一议题。对经历过一系列创伤的人，我建议进行自我概念、亲密人际关系和社会融入方面的与羞耻感有关的潜在变化的检查，以识别和解决任何潜在的、未被承认的羞耻感。”（Taylor，2015）

羞耻感与无力感有关。埃里克·埃里克森（Eric Erikson，1959）在讨论社会心理发展阶段时，提出了一项重要的发展挑战，即建立自主性，而不是屈服于羞耻感。我们可以这样描述这种动力："如果我不能做出改变，以管理我的世界，那么我就没有自主性，这意味着我是无力的。如果我无力做出改变（缺乏自主性），那么我就会被羞耻感填满。"

纳坦森注意到了羞耻感和掌控感之间的相互作用。他观察到，羞耻感会抑制对积极情感的体验。然而，有目的、有目标、有意图的行为和成功会带来享受和喜悦的情感，这表明胜任感和愉悦感是羞耻感的解药。

在与一位来访者的合作中，由于父亲持续的虐待历史，来访者难以为继，深陷于羞耻之中，治疗师努力帮助她将虐待的责任和羞耻感重新归咎于父亲。慢慢地，来访者逐渐承认了她父亲的角色及其对这些行为的责任。然后，在一个情绪激动的时刻，来访者低声说："不要把我的羞耻感从我身上拿走。"

治疗师目瞪口呆，问她为什么。来访者流着泪回答说，如果责任和羞耻感属于她的父亲，那么她就无力改变他的行为和他对她的感情。只要她还保有羞耻感，她就觉得自己有可能改变自己，从而赢得父亲的爱。

思考一下羞耻感和无力感之间的循环关系。孩子往往先体验到无力感，继而感到强烈的羞耻感。为了避免无力感，孩子继续抓着羞耻感不放。被困在羞耻的状态中破坏了孩子（来访者）发展掌控感的能力，增加了无力感，进而加剧了羞耻感。

治疗性的回应包含两个部分。第一步是与孩子坐在一起，接受孩子无法改变和控制施虐的父母这一悲剧性的事实；承认那时的加害者并不爱他们并为此哀悼，接受在那个时候他们确实无能为力的事实。第二步的重点是看到他们在真正地掌握和行使恰当且健康的权力方面的成长（并且他们可以继续成长）。

有效处理羞耻感对创伤治疗的结果至关重要。羞耻感是关系型创伤重要的后遗症之一，了解羞耻感的影响以及如何处理它对来访者的疗愈非常关键。虽然这项工作往往是困难的，但有一些方法可以使来访者和治疗师都能更容易地完成这项工作，帮助他们把握这个具有挑战性的议题。

建议

首先，介绍羞耻感——它是什么、它会如何影响身心，以及它将如何在治疗中以某种方式出现。它是一种生理状态，会导致一个人垮掉，会触发“我是不好的”的信息。它可能是短暂的，只会持续很短的时间，它也可能是巨大的，好像可以永远存在。然而，它只是一种体验，不会一直保持下去。没有任何一种情绪或生理状态会永远持续下去，它们都会随着时间的推移转换和改变。有了这样的总体认识，我们再来看看可以帮助这个人待在当下并越过羞耻感的方法。它与内疚不同，内疚也可能使人感觉很糟糕，但不会使人崩溃，内疚引发的信息是：“我做了不好的事”，它允许人保持自我价值感。

留意是什么触发了羞耻感。了解一个人的触发因素可以帮助他关注那些会触发他的东西，以及做什么可以使自己平静下来。

对这种可怕的感觉产生好奇——这种感觉出现在哪里？它的什么地方令人如此痛苦？这种痛苦是身体上的吗？它是会移动的，还是只停留在一个地方？诸如此类的问题可以帮助来访者在保持在当下的同时，让身体经历并穿越羞耻感的体验。

请注意，羞耻感会伴随着这条信息——“你很糟糕！”想象一下，电脑上有一个恼人的弹出窗口。这个窗口中闪烁着“你很糟糕，你很糟糕，你很糟糕……点击这里，找出原因”。拒绝与这个信息打交道是明智的。它就在那里，但人们不必“点击”它，也不必迷失在它制造的心灵病毒中。相反，人们需要从关心自己的人或精神资源中寻找爱和支持。即使没有这些资源，这种可怕的感觉和信息最终也会消退。

对于一些人来说，他们知道，如果他们相信“你很糟糕”的信息，加害者就会感到高兴。他们将同意背负实际上属于加害者的耻辱。而对于一些人来说，这种想法是如此令人恼怒，他们在羞耻感的波涛中挣扎的时间会自然而然地缩短，他们的愤怒将他们推了出去。

对于一部分人来说，只是慢慢地深呼吸，甚至一边呼吸一边计数，同时扶着椅子的两边或其他感觉坚固的东西，就可以帮助他们身处当下，度过羞耻感。

在所有这些干预措施中，治疗师保持情感在场有着强大的力量。如果治疗师能够与来访者的羞耻感待在一起，并且继续保持善意和同理心，羞耻感很快会减弱。如果治疗师对羞耻感感到不舒服，或者以任何方式强化它，疗愈将需要更长的时间。对于治疗师来说，与来访者的羞耻感待在一起往往是非常困难的。他们可能会觉得自己让来访者感到羞耻是一种伤害；来访者的羞耻感可能会触发他们自己尚未解决的羞耻感，因此他们可能会避免帮助来访者面对羞耻感，以保持他们自己需要的距离；他们也可能害怕常常与羞耻感相伴随的沉默，在这种状态下双方往往没有话，而一些治疗师对沉默感到不舒服。对他们来说，沉默可能意味着自己没有做好自己的工作，看到来访者如此痛苦而什么都不说，对他们来说太难了。这些治疗师需要学习的是，他们在当下的慈悲心比他们可能说的任何话都更响亮、更有效（Lanius et al.，2014）。

疗愈可能需要治疗师意识到羞耻感的存在，将其带入双方的意识中，并允许受害者在非评判性的、温暖且充满关怀的、有治疗性互动的安全环境中与羞耻感在一起，抱持它，直到它被消化（Lanius et al.，2014）。

霸凌

当治疗师感到被来访者霸凌时，处理这种行为的第一步就是阻止它。让来访者知道以这种方式与治疗师（或其他人）交谈是不可以的。这需要治疗师以坚定的态度设定限制，而不是抱以敌对或评判。治疗师只需说："以这种方式和我说话是不可以的。你如果生气了，就告诉我。你如果想让我做什么或说什么，就让我知道那是什么。"这可能是有帮助的，因为它在阻止霸凌的同时，也让对方知道他可以表达任何需要被听到的感觉（Horn，2003）。

始终如一地设置界限，同时保持这些界限是有帮助的。随着时间的推移，当恐吓和霸凌停止时，事情确实会好转。当互动中没有任何形式的威胁，而有更好的结果时，治疗师就指出来。尽量关注到改善和成功，说出来、谈论它，或者只是做出一个简单的认可，如点头或微笑。人们需要反馈——明确的反馈，这可以帮助他们留意并保持进步。很多从创伤环境中走出来的人会感到心灰意冷、无能为力，而且很容易感到羞耻。让人们看到他们的努力并肯定他们的进步，可以建立一种成就感和自豪感。他们需要这样的感觉，他们也值得这样的感觉。这也可能使他们非常不舒服，这是治疗师需要用心注意到的另外一件事情。

哀伤

创伤会颠覆一个人的生活。人们因此丢掉了自己的天真无邪，失去了认为世界是公平的公正的世界观，对他人善良的设想也落空了，人们不再把世界看作一个可以自由遨游的好地方。创伤引发的防御机制不会完全消失。我们的头脑和身体太聪明了。一旦一个人发现世界上有危险，这种认识就不会离开。它会留下来帮助这个人生存。

一个人在创伤中度过生命的大部分时光意味着他丧失了本可以拥有的生活。了解自己的才能、自己渴望的生活，看到创伤如何使预期的生活变得非常困难或不可能实现，会令来访者面对巨大的丧失。他们需要时间、空间和支持来处理这种现实的损失，同时拥抱他们目前能够拥有的生活。这些丧失可能包括失去身体的完整性或健康、失去家庭，或者意识到他们永远不会拥有自己想要的家庭。在某些时候谈论创伤后成长是很有帮助的，但这不需要关闭必要的哀伤。

失去某些人也会带来悲伤，如家庭成员、朋友或任何重要的人。有些人离开了，有些人过世了。有些依恋是最近才出现的，有些依恋已经持续了一个人的一生。有些丧失是一种选择，比如，离开虐待者或那些永远不会改变的人。每种丧失都是不同的。虽然文献中描述了悲伤的几个阶段，如否认、讨价还价、愤怒、接受，但这些并不是都会出现在每个人的经历中，而且它们在出现时，也不一定按照这个顺序。也有一些时候，一个人失去了心爱的宠物，他非常悲伤，就好像那个动物是一个孩子或一个亲密的家庭成员一样。在这些情况下，这个动物可能在幸存者的生活中提供了最充满信任和爱的关系，所以这种丧失会刻骨铭心。

当人们陷入悲痛时，有些人会跨过他们“容纳窗口”的上限，可能会恸哭、哀号和啜泣。有些人则会跨过下限，变得麻木。最初的反应不一定反映出这个人悲伤的程度。恸哭、哀号的人有时也可能完全没有感觉。那些麻木的人也可能会周期性地崩溃和哭泣。

悲伤往往像波浪一样涌现，如果它被允许自然流动，这就会带来解脱。哀悼死者的人会在经历一段时间的哭泣后，回忆起美好的时光，这种情况并不罕见。这就像是允许痛苦被表达出来的一种奖励。对于创伤幸存者来说，这种奖励可能包括回忆起他们生活中的美好事物，或者更有能力待在当下、向前迈进。哀伤将人从令人痛苦的过去中释放出来。

在强烈的悲伤之下，治疗师需要尽可能地支持这个人的自然过程，同时注意他的安全和资源。与一个正在恸哭的人坐在一起是非常具有挑战性的，但治疗师因为自己的不舒服而停止这个过程并不一定是一件好事。在另一端，治疗师可能会对因悲伤而麻木的人感到不舒服。无论情况是哪一种，来自家人、朋友和社会团体的支持都可以起到很大作用，他们可以陪伴悲伤的人度过这个过程中最艰难的部分。如果来访者的悲痛因任何原因难以被目睹，治疗师可能需要支持。

随着人们得到疗愈并离开不再适合他们的关系，悲伤可能会在治疗的最后阶段出现。幸存者在治疗前和治疗期间，与其他幸存者形成紧密的联系的情况并不少见。其他幸存者往往是唯一能够理解和提供支持的人。当一个人从创伤中恢复后，与其他幸存者的联系也许不再能帮助任何一方——一个人需要继续前进，而另一个人不再感受到基于创伤的联系，因此，他们各奔东西。这对两个人都有影响。对于走出创伤旋涡的人来说，开始与没有受到严重创伤的人发展关系是令人激动和恐惧的，有时也会很困难。比如，当“正常”人分享他们的童年故事时，受过创伤的人几乎从不参与这些讨论，这会使他在人群中感到非常孤独。失去一段关系带来的悲伤是疗愈过程的一部分。这并不意味着这个人不再关心其他人，而是意味着这样的关系不再适合他。

建议

为他人的离开或死亡举行纪念仪式，如收集照片和故事，并制作相册或视频。有些人还创作了艺术作品，将他们失去的人的名字或代表他们的图像融入其中，如油画、拼贴画、横幅或雕塑。鼓励来访者发展属于他们自己的悲伤仪式是最有意义的。

下面是一些有助于放下渴望或失去的东西的仪式。

- 把哀悼的东西写在可生物降解的纸上，将纸撕碎后扔进大海；把遗憾和丧失吹进泡泡里，让它们随风飘走。
- 将自己的历程写成一个故事或神话，以主人公获得智慧和精神力量为结局，并将丧失包含在内，作为主人公需要跨越的一些挑战和障碍。
- 为失去的人或珍爱的宠物建一个纪念花园，用植物纪念丧失，同时把这些植物看作是能给人当前的生活带来美好的象征。
- 写一个故事或诗歌作为对丧失的纪念。

- 从丧失中吸取经验，帮助其他人处理类似的丧失。当他们完成自己的疗愈后，这对人们来说是一件很有意义的事情。

通过决定以更好的方式生活，人们选择了使失去的东西成为一种积极的力量。人们通过这种做法表达了对失去的东西的敬意，他们坚守记忆的价值，并将好好生活作为一种纪念方式。

宽恕与和解

幸存者经常被告知，为了获得疗愈，他需要做的事情之一是宽恕。这事实上是真的，但人们往往混淆了宽恕与和解。宽恕是一个放下过去的创伤的过程，它是一种释放自己的练习。它与让加害者摆脱罪责无关。它意味着幸存者不再受创伤的控制，他们是自由的。

宽恕是给自己的礼物。它是关于自我的，而与其他的无关。它把人与创伤分离，把这个人是谁和发生在这个人身上的事情区分开来，将“我是受害者”转变为“我是一个曾经被伤害的人”。感觉自己是“某个人”远比感觉自己是“受害者”好得多。任何人都有可能受到伤害，有可能在许多方面遭受创伤。在某一段时间里，创伤可能是他们生活中的决定性因素，但这不一定会继续下去。宽恕是一个从创伤中走出来的过程，人们不再用创伤定义自己。创伤是他们生活经历的一部分，它已经过去了。

幸运的是，宽恕并不要求施虐者到场或为受害者疗伤。它意味着幸存者通过努力跨越创伤，使其不再对自己的生活产生严重影响。一位幸存者在总结这一过程时说："我的过去终于过去了。"

纳尔逊·曼德拉（Nelson Mandela）在入狱 27 年后获释时说："当我走出大门迈向自由时，我知道，如果我不把所有的愤怒、仇恨和苦难抛在身后，我仍然会在监狱里。"

然而，宽恕与和解是有区别的，但这两者往往被视为一体，受伤的一方被鼓励"宽恕"施虐者。他们被告知要原谅和忘记。这不是一个好主意，特别是当施虐者仍然在施虐时。在这种情况下，它有潜在的危险。当被伤害的人完成了他的工作，施虐者完成了他的工作，被伤害的人选择和解时，和解就会发生。宽恕是疗愈的一部分，而和解是可以选择的。乔治·罗德斯（George Rhoades）将这两个过程的分别描述为"向内的宽恕和向外的宽恕"（Rhoades，2015）。内在的过程是关键，外在的过程则不是，它取决于伤害涉及的人和幸存者的选择。

宽恕过程的一部分可能包括放下与施虐者的关系。有些施虐者可能已经死了，有些则无法达到为他们造成的伤害负责的程度。这并不意味着幸存者不能宽恕。宽恕是一种内在的东西，是一种内部工作。它不需要施虐者的参与或合作，这很好，因为很多施虐者从来没有在疗愈的过程中到场。

给幸存者的建议

幸存者可以进行写作练习。

写下施虐者的名字、他（或她）做了什么、你的感受，以及留存下来的、仍然被保有的感觉和信念。

注意这些信念和感觉是如何与施虐者保持连接的。

留意其带来的感受。

想象一下，这些信念和感觉就像一根绳子，把你和施虐者连在一起。而你正把它握在手里。

如果你放手，可能会发生什么？花点时间处理这个问题，因为它很重要。

有些人担心，放手就等于说它不重要。这不是真的。

在内心深处寻找一个地方，在那里你能找到它有多么重要。也许你可以创造一个图像或找到某种象征来代表创伤的现实，如一幅画、一首诗或为纪念所发生的事情而种植的一棵树。

有时，放手会让人害怕，人们害怕自己忘记过去，导致自己陷入另一段虐待关系中。其实还有其他的记忆方式，这些都需要被清晰地识别出来。

如果施虐者是父母或家庭其他成员，放下创伤会不会导致受害者不由自主地回到家庭中？在这种情况下，寻求朋友或伴侣的帮助是有益的，他们通常可以防止不适当的返回，或者在受害者因某种原因需要返回时提供陪伴。

查看一下对创伤的坚持是否是避免感受它所造成的丧失的一种方式，如失去纯真、联结感或机会。愤怒和防御可能比丧失带来的感觉更好，但这可能使一个人陷入困境。

评估和解的可能性。有什么证据支持施虐者在身体上或情感上不再有危险吗？施虐者是否对自己伤害他人的行为负责？他在这方面做得如何？施虐者是否提出过帮助受伤害的一方去疗愈，比如，愿意倾听对方的心声、支付治疗费用或共同参加治疗？最后，受伤害的一方是否真的想和解？如果受害者能够做到这一点，和解是非常具有治愈效果的，而且当它发生时，它往往是一个有机的过程，施虐者和被伤害的一方都会逐步得到疗愈，并且双方能够以健康的方式重新建立联系。强行的宽恕或和解很少奏效，而且可能适得其反，进而导致这一过程需要更长的时间。

精神性

心理学的字面意思是“对灵魂的研究”，但随着时间的推移，它已经演变成对大脑和行为的研究。精神性往往被有意地排除在心理学治疗之外，人们认为它是一门独立的学科，不适合被当作治疗的一部分。然而，人类往往不会以这种绝对的方式将他们的精神信仰与他们的生活分开。精神信仰和相关体验可以对一个人的情绪健康和行为产生深刻影响。对于创伤幸存者来说，与虔诚的、健康的精神信仰的连接可能为他们提供从生活中其他人那里得不到的安全依恋。

非宗教治疗师虽然不适合给来访者提供精神性辅导，但可以询问这个人的精神生活，以及它是如何帮助或损害他的疗愈过程的。

对于有依恋问题的人来说，同样的问题很可能会在这个人的精神信仰体验中显现出来。有安全型依恋的人最容易与精神资源建立积极的连接。那些有不安全依恋的人可能会加入某些组织并变得过度依赖。有回避型依恋的人即使参与了一个精神社区，也可能感觉不到真正的精神连接。有混乱型依恋的人可能会在社区里产生动荡不安或未经整合的体验，也可能将他们的精神生活分割开来，以至于其与他们的其他生活方式几乎没有任何联系。

一个好的、坚实的精神连接会为人提供安全依恋能够带来的许多好处，成为一个稳定的、可靠的爱的来源，并提供支持和指导。在最好的情况下，精神信仰可以提供一种非羞辱性的审视自我的方式，帮助人看到态度或行为的有害之处并用精妙的方式来做出积极的行为。一个健康的社区也可以给人们提供有虐待或忽视问题的家庭中缺乏的那种人际关系。在最坏的情况下，精神信仰会以消极的方式被表达出来，成为控制人的一种形式，扼杀他们的成长，羞辱、指责他们，剥夺他们的权力。

一些来自宗教的说法或信念经常被用来为虐待行为辩护。例如，被打的人可能被告知这是为了他们好——“惜了棒子，害了孩子”。要知道棒子是牧羊人用来引导羊群远离湍急的河流或有毒植物等危险的长棍。它不是用来打羊的，而是用来保护它们的。它是用来引导羊，而不是惩罚羊的。

如果来访者的信仰体系支持对自己或他人的破坏性态度和行为，那么请将其转介给合适的专业人士，帮助其以更有益的方式理解自己的宗教。治疗师最好对转介对象有足够的了解，知道他们会支持治疗，会在自己的领域内提供帮助，以促进来访者的全面成长。

评估来访者的精神生活是了解其个人历史的一个自然的部分。询问这个人精神信仰的本质和所在打开了通往这个人整个生活领域的大门，这里可能有很大的力量，这种力量可能有助于他的疗愈，也可能会阻碍他疗愈。这些信息将有助于了解整个人，以及该领域的哪些资源可以用于帮助治疗过程。

对于患有解离性身份障碍的人来说，可能有几种处理精神性问题和宗教的方法。有时，这个人的某些部分会表现为精神存在，无论是积极的还是消极的。了解这一点可以帮助治疗师看到这个人的精神资源和挣扎。它还可以帮助治疗师了解可能正在进行的内部斗争。有些来访者可能会从内部获得有益的精神帮助，但有些人可能会内化负面的内容，导致内心的羞耻感加强。在某些情况下，来访者可能会感到被附身，治疗师需要探索这对他意味着什么。它是一种文化体验，还是来自他被迫经历的一些令人发指的过程？它是一种来自外部的入侵，还是内部感觉或动力的表现，或者两者兼而有之？治疗师可能需要大量的时间来厘清内在发生了什么，最初看起来消极的东西可能会变成积极的，反之亦然。

建议

初始访谈应涵盖有关来访者宗教信仰和精神生活的问题。作为对影响他们早期生活且可能影响他们现在生活的东西的探索的一部分，这部分工作的完成非常简单——“你是在特定的宗教环境中长大的吗？它是哪一种宗教环境？这种经历对你来说是什么样的？”然后继续询问，宗教或精神目前在他们的生活中扮演什么角色（如果有的话）。

当来访者有精神信仰领域的虐待经历时，如神职人员的虐待，这对他的精神生活的影响可能是巨大的。治疗师在处理创伤时，可以邀请这个人分享创伤的精神影响。来访者可能需要从合适的、受过宗教培养的人那里获得额外的支持来处理某些事情，但关于虐待对生活各个领域的影响，包括对精神方面的影响，治疗师可以在治疗中提出。

治疗师和来访者可以在社区中寻找能够帮助来访者解决治疗范围之外的精神性问题的人。

Part 4

第 4 部分

创伤治疗师

第 9 章
Chapter

保持平衡

PIESS 图

处理创伤和解离问题的挑战之一保持平衡，包括如何看待来访者、如何推进与来访者的工作，以及治疗师如何在这个过程中保重自己。PIESS 图是一个简单的工具，可以提醒人们注意生活各个方面的平衡并加以评估，帮助人们注意到哪些领域是到位且强大的、哪里有需要得到加强的薄弱环节，这样“轮子”才会滚动起来（见图 9.1）。

PIESS 图代表了来访者需要在治疗中解决的生活领域，有时它们可以直接在治疗中得到解决，有时它们需要其他专业人士的辅助工作。在治疗中，情感领域通常是主要焦点，智识和关系领域的工作可以被整合到情感知识和情感成长中。人远比这个图表复杂得多，生活中的其他方面也会影响成长和疗愈。身体上的问题可能是创伤的躯体表达，也可能是需要医生关注的独立问题。社交问题会影响来访者在治疗之外的生活中获得的支持的数量。来访者生活中的精神性（宗教信仰）层面往往被排除在治疗之外，而这可能在幸存者的疗愈中发挥重要作用。对能提供卓越之爱的对象的安全依恋以及与充满爱的社区的联结可以支持一个人度过他们旅程中的黑暗又困难的时期。

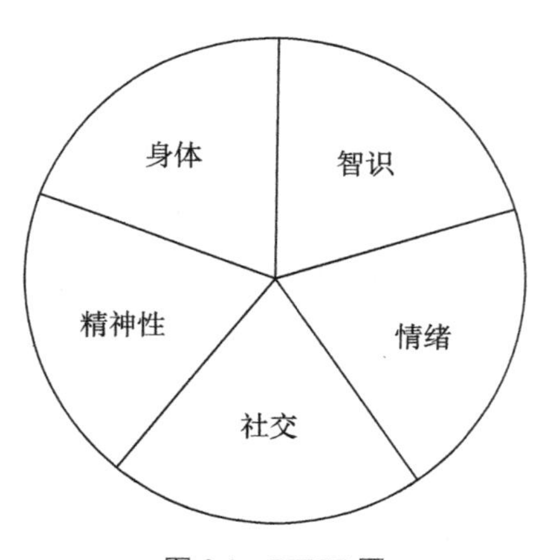

图 9.1　PIESS 图

在使用 PIESS 图时，来访者和治疗师需要确定每个部分的比例是多少，以及双方需要关注哪些部分。在一个领域有困难的人忽视其他领域是很常见的。在其他领域发展尽可能多的健康行为可以帮助在某个领域挣扎的来访者，使他们发展出更强的掌控感和独立性。

一位来访者因被虐待的记忆一蹶不振，陷入绝望和抑郁之中，躲进了他的公寓里。他的朋友路过这里，看到他的痛苦，就带他回自己的家留宿。来访者不再是一个人，他的身边有人关心他，查看他的情况。他在那里吃了晚餐，参加了一个小组会议，接触了其他正在努力疗愈的人。他在这里睡得比在家里时好，并且开始恢复。在他的 PIESS 图中，他的情感部分一开始是空的，但来自社会和身体方面的支持，也许还有精神方面的支持，使他的情感部分开始有了一些内容，他的生活开始回归到更好的平衡状态。

当 PIESS 图的所有部分都被填满时，这个人就会非常健康。在正常情况下，一些变化是存在的，人们很少能完全覆盖所有的区域。留意到这些方面有助于人们了解他们需要在哪些方面投入时间和精力，以恢复生活的平衡。

使用这个图表，让来访者在每个部分填写或列出有帮助的事情和人。仅仅是留意到这些就是有帮助的。将图贴在某个地方，如公告栏、书桌或冰箱门上，可能有助于来访者记住自己要寻求整体性，并让所有的方面融入其治疗中。

对于治疗师来说，询问自己的生活是否平衡，或者自己是否需要关注，也是很有帮助的。关注自己的情感、社交、身体、智力和精神健康将使他们更容易地、更自然地留意到来访者生活的平衡状况。

创伤治疗师

要成为一名有胜任力的创伤治疗师，人们有很多东西需要学习。需要学习的领域包括创伤的动力，创伤对身体、大脑、情绪和关系的影响，处理创伤的具体技术，治疗师与来访者关系的动力，以及如何将这种关系纳入治疗过程。在所有这些领域中，最后一个是最常被忽视的。这也是治疗师最有影响力的领域。在关于治疗结果的元研究中，50% 的结果取决于来访者，40% 的结果取决于治疗师与来访者的关系，剩下的 10% 涉及所有其他因素，包括技术等（Duncan et al.，2009）。

虽然以创伤为中心的技术是必不可少的，但它们实际上只对结果有一小部分的贡献。针对创伤治疗师的培训常常强调技术，而几乎忽略了治疗师和来访者的关系。如果两者的教学比例与它们对结果的影响成正比，会发生什么呢？

为什么这个没有发生呢？要完成这个极为庞大的目标，专业培训中的范式需要转变。教人们处于密切的个人关系中涉及帮助人们进行自我觉察。这意味着深刻的自我反思，以及与能够提供反馈和指导的他人互动。通常，这是通过个人体验来完成的。理想情况下，寻求成为创伤治疗师的人应该有个人治疗或类似的经历，重点是了解自己。此外，他们在这个领域工作的同时，需要继续关照自己的心灵。在与创伤幸存者工作的过程中，他们需要努力使自己变得更加全面，并发展自我反思的技能。这需要大量的时间，不是他们用一个学期或两个学期就能完成的事情。通过治疗、日记、研讨会、瑜伽、冥想和其他通向自我意识和健康的持续途径，它会成为治疗师生活方式的一部分。

在与遭受创伤的来访者一起工作时，治疗师需要带着他们的心，这是另一个大多数研究生院课程之外的主题。在面对最恶劣的人类行为造成的影响时，依然保持爱和关怀，这具有巨大的挑战性。当治疗师能够看到挣扎着想要疗愈的人，看到陷入其中的那个人，并且能超越创伤故事本身时，他们就可以帮助来访者从这个故事中解脱出来。

人和他们的创伤是分开的。他们是经历过创伤的人，希望摆脱这些创伤经历带来的后遗症，以便过上自己的生活。当治疗师持有这种信念时，来访者也能感受到这种信念，他们可以获得一个新的视角，在创伤的重压下找到新的出路。

与遭受过创伤的人一起工作意味着目睹创伤的影响，这也会对治疗师产生冲击。对于许多成为治疗师的人来说，其目标是帮助人们拥有更充实、更健康的生活。处理复杂性创伤和解离问题意味着要面对压倒性的事件，并承认幸存者的无助、无力和被深深伤害的体验。一位治疗师这样描述与严重创伤的幸存者一起工作的经历——这就像是走进地狱，拉着对方的手，再一起走出来。这句话真实地描述了这一点——治疗师需要能够在来访者身处的地方与他会面，而这个地方往往就像是来访者的私人地狱。治疗师对与来访者进行如此深刻的联结感到忧虑，这并不罕见。他们可能害怕认可受伤的深度会导致痛苦的恶化。然而情况恰恰相反，当人们真正被看到，他们的状态被接纳时，他们就可以自由地移动。为了离开他们的私人地狱，他们需要先被看到。在没有联结的前提下离开是一种解离，会使人们无法面对某些事情这一神话延续。

识别来访者在他们的容纳窗口内可以承受的痛苦的程度是一个挑战。有时，来访者会退缩，害怕被压垮。有时，治疗师会因为自己的不舒服而阻止来访者处理困难的感觉。换句话说，治疗师在这个过程中踩了刹车，因为他不能容忍来访者所面对的问题。这时，治疗师最好在其他治疗师或同事的协助下，退一步，做一些自我反思。也许来访者的创伤触发了治疗师的过去。也许对于多少情绪是合适的，治疗师有一个自己的标准，而他认为来访者正在打破这个标准。为了确定来访者是否在挑战治疗的情绪界限，或者治疗师是否需要先完成个人工作以便更好地为来访者提供服务，会诊或督导是必不可少的。治疗师有责任管理好自己的情绪，以便能够尽可能地让来访者在情感上保持真实和健康。

在与创伤幸存者一起工作时，治疗师几乎总会在某些时候被触发。对一些治疗师来说，这种情况比较少见。对另一些治疗师来说，这种情况可能很常见。了解自己的历史和情感的脆弱性对于用能够保障治疗师和来访者健康的方式留在这个领域内非常关键。

有时候，来访者会遇到极大的困难，似乎没有什么可以帮助他。治疗师会看到来访者的痛苦，但无法阻止或化解这种痛苦。治疗师不是总能够阻止来访者伤害自己或产生糟糕的感觉。来访者可能会通过哭来让自己感觉好一些，而治疗师无法这样做。治疗师能做的是，支持来访者度过他们的痛苦。他们可以得到支持，但不能获救。对于治疗师来说，这可能是一个非常困难的地方——他想帮助来访者感觉更好，但又知道他唯一能做的就是紧跟着他们，陪伴他们度过那个令人痛苦的阶段。

在这样做的时候，治疗师有可能捕捉到来访者的无力感。

这是有用的信息，可以帮助治疗师更多地理解来访者的体验，并对他产生更多的同理心。

同样地，治疗师能提供的东西可能还受到其他限制。来访者能获得的治疗次数可能是有限的，或者每次治疗的时间有限。可能还有其他的因素导致治疗师认为，可用于与来访者合作的时间明显不足以帮助来访者在疗愈道路上走得很远。

治疗师能做多少？考虑到治疗的性质以及来访者和治疗师带来的资源，治疗师可以提供的关怀和帮助有哪些局限？在治疗开始时，尽可能清楚地了解什么是可用的、什么是不可用的有助于设定现实的目标。

当治疗受到限制时，治疗师要让来访者知道他们的挣扎被看到了，尽管它不能在治疗中得到解决——“我们只有几次会谈。我可以从你已经分享的内容中看出，我们没有时间在你需要和应该获得的深度上解决发生在你身上的事情。我对此并不开心。我想确保我们能最好地利用我们拥有的时间，同时看看我们是否能为你铺设一条道路，以便你能在这里的会谈结束后继续你的工作”。治疗师和来访者需要承认这种情况，并仍然对治疗结束后的事情抱有希望。

一个对来访者和治疗师都有用的类比是，将心理治疗与物理治疗相比较。众所周知，接受物理治疗的人需要反复去做某些练习。当损伤很大时，恢复是缓慢的。这并不丢人。在做物理治疗时，人们只能做那么多，否则他们会伤到自己。在治疗中，来访者需要以类似的方式尊重情绪的界限，治疗师需要耐心地帮助来访者反复“练习”，并且让他们明白随着时间的推移，这些“练习”会有帮助。

心理治疗，就像物理治疗一样，可能会令人很痛苦，而且，在一定范围内，这种痛苦是来访者需要忍受的。在心理治疗中，来访者和治疗师都可能在治疗过程中经历一些痛苦。了解这一点的治疗师必须明白，为了疗愈，他们需要忍受多少痛苦。有经验的治疗师还需要在自己感到痛苦的时候与来访者保持情感上的共鸣，继续给予支持和设身处地式的理解。发展这种情感能力需要时间，对于为自己做心理工作的人来说，这种能力形成得更快。

创伤幸存者需要的更多，但愿他们也能适当地得到更多。然而，在提供支持和鼓励依赖性之间有一条细微的界限。治疗师要能够忍受情绪的压力，提供真诚的安慰，但同时仍然要设置必要的边界。随着经验的累积，治疗师会逐渐明白这样做是如何帮助来访者的以及提供了多少帮助，这些做法也会变得更加容易。

治疗师的防御系统——光与影

大多数治疗师能够学会与强烈的情绪一起工作并保持在场。在这样做的过程中，他们成了更强大的人。如果他们不能学习这套技能，他们可能会使用防御机制来保护自己，但是这会妨碍治疗进程。当情绪和行为具有挑战性时，学会在保持在场的同时提供帮助的过程源于工作中不顺利的经历。我们从经验中学习最深刻的教训。

大多数创伤幸存者希望并需要分享发生在他们身上的事情。能够在另一个人在场、倾听和共情的情况下谈论它会产生重大影响，这为关系造成的伤害提供了疗愈。创伤会使人感觉非常孤独。没有人看到他们的恐惧、痛苦和不安，或者有人看到了却没有回应。这种不回应是一种背叛，会导致创伤加剧（Chefetz，2015）。

创伤治疗师处于一个不寻常的位置，他们必须切身在场，同时必须保护自己不被强烈的情绪压倒。为了做出真实的反应，他们需要了解自己的个人防御机制，了解自己在恐惧、愤怒、厌恶、惊恐或悲痛时的反应。发展对自己反应的意识以及对治疗性回应的深度和广度的意识是一种习得的技能。知道了这一点，治疗师就能够在适当的时候允许情绪性回应的流动，或者在它们对治疗不利的时候遏制它们。

例如，之前提到的那位故意说了一些残忍的话的来访者。治疗师马上感到受到了伤害，她站了起来，走出房间。这是治疗师以往的防御风格的表现——当被有虐待倾向的人伤害时，她会离开。然而，离开对治疗并没有帮助，所以她站在门外，缓慢地做了十次深呼吸，让自己平静下来，然后回到房间告诉来访者："如果你想知道你是否能伤害我，答案是你可以。如果你想知道你是否可以破坏我们的治疗，答案也是你可以。这是你自己的选择。"现在，在这段关系中发生的事情已经被摆在桌面上，双方可以随时讨论。

如果治疗师使用得当，治疗师的防御系统就是自我意识和边界的完美结合，是治疗关系健康成长的必要条件。如果治疗师用得不好，它们就会具有防御性和攻击性，会破坏关系。

光明的一面

好的防御可以保护一个人。为了使它们发挥良好的作用，治疗师需要有意识地利用它们来促进治疗，而不是使它们阻碍治疗。边界对治疗的结构至关重要，它通过确定在身体和情感上接近彼此的程度确保治疗师和来访者的联结和安全。健康的情感保护需求可以允许治疗师真实地建立联结、保持在场、不被压垮，同时向来访者保证，他可以真实地分享感受、记忆和所有能够推进工作的内容。

好篱笆造就好邻居

想象一下，通过照相机的各种镜头去看来访者。广角镜头可能会摄入超出有用的范围的图景，使治疗师不知所措。例如，一位治疗师听取了来访者对一次创伤经历的描述，其中涉及许多人，其中有几个人受到了虐待。治疗师自动地将整个场景和其中所有受创伤的人想象了出来。那天晚上她梦到了那个场景。这就有些过头了。

在下一次治疗中，她想象着通过一个较窄的特写镜头去看来访者，只关注来访者本人，而没有想象场景中的其他人。来访者是她唯一能够帮助的人，只关注她一个人就能使治疗师不再感到无所适从。

其他治疗师可能有相反的问题，他们会自动地与来访者保持距离，以便远离令人不安的画面或情绪。来访者与治疗师的联结太少。这样的治疗师需要在足够接近来访者的同时，保持足够的情感距离。

一个好的防御系统就像古代的城门一样，对贸易开放，但对入侵关闭。在上面的例子中，治疗师在受到来访者的情绪攻击时，暂时离开了办公室，这展示了当治疗变得不安全时，城门是如何关闭的，但一旦治疗恢复安全，城门又可以打开。在这种情况下，来访者被告知了她行为的影响和潜在的后果。治疗师和来访者之间的信任被暂时打了，但治疗师又回来了，再次打开了那扇门，她让来访者知道了如果她想继续下去，边界是什么。治疗师通过离开来平复自己、照顾好自己，从而能够返回，让来访者知道接下来会发生什么。

对于治疗师来说，关闭大门可能是必要的，但他不需要以敌对的方式这样做。用有意识的、具有治疗性的意图来关闭大门可以推进治疗，这阐明了有效的防御系统和无效的防御系统之间的区别。

受到严重创伤的人有太多与伤人者打交道的经验。他们从那些大师级加害者那里学到了伤害性的行为。虽然不是所有的来访者都有这样的行为，但治疗师有可能会遇到此类行为，他需要知道如何处理。

不通过分享个人历史或私人生活来表现自己的真实、诚恳是一种积极的防御，也是一种挑战。治疗师必须保持平衡，在保持在场和只在一个特殊的空间里保持治疗关系（而不是成为朋友或家人）之间保持平衡。有时来访者会追问个人信息。通常情况下，他们想要的、需要的是了解治疗师作为一个真实的人的感觉。真正重要的不是外在的东西，如婚姻状况、是否有孩子、治疗师在办公室外做些什么，重要的是这是一个人的现实。治疗师在与来访者的关系中是否真实地存在？治疗师是否是一个真诚的人，并且有能力在会谈中向来访者传达这一点？

存在于当下和保持真实是非常强大的，而且往往非常困难。它要求治疗师有一定的脆弱性，这只有在治疗师和来访者之间建立了足够的信任后才能发生。如果双方已经建立了足够的安全感，治疗师就有能力保持真实和一定程度上的透明，为来访者提供情感上的勇气。

对于许多来访者来说，关系涉及要么躲在强大的防御背后，要么让对方知道他们的一切，这通常会导致过度分享后的羞耻感。如果来访者能体验一种关系，在这种关系中，对方在适当的程度上保持真实，有明确的界限，并且能够真诚地建立联结，这会带给来访者一种新的体验。

对于治疗师来说，保持真实和在场涉及对来访者产生足够的共鸣，以获得来访者体验的内部感觉，并能够通过语言或行为向来访者传达这种联结。例如，当听到一位来访者收到严重的医疗诊断时，治疗师流下了眼泪，并对来访者表示了真挚的关心。当另一位来访者表达对虐待的愤怒时，治疗师点了点头，说他完全能理解为什么这会如此令人不快，仅仅是听到这些就令人觉得很愤懑。在每一个案例中，治疗师都被来访者的经历感动，但并不会被压垮或因此失去帮助来访者的能力。关注点并没有转移到治疗师身上。关注点仍然被放在来访者身上。

这种健康的边界设置和适当的防御的一部分是治疗师分享治疗关系的独特性质的能力。公开地谈论它对来访者来说是一种赋权。治疗师不分享很多个人信息是有原因的。这是为了确保时间和注意力都集中在来访者身上。治疗关系不是互惠的，并不像与朋友和家人的关系。来访者需要治疗师的充分关注，而不必回报这种关注。这种关系的存在是为了来访者的利益。事实上，治疗师也会因此受益——这是认识另一个人、与其工作和为其提供帮助的副产品。

阴影的一面——无效的治疗师防御

当治疗遇到困难时，治疗师往往会像大多数人一样产生防御，并将这种防御性带到治疗中。当治疗师被自己的防御系统控制，治疗师角色被放弃，治疗就会受到威胁。

破裂是可以被修复的，而这往往会加强治疗。然而，如果破裂固化，治疗就会减缓、停滞，并且通常会结束。

以下是常见的无益的治疗师防御系统。

“我没事，但你看起来不太好。”当它被治疗师用作辩护时，它有一种评判的意味。这不是一个反映了治疗师做得很好的声明，而是一个表明来访者有问题的声明。当这句话作为防御出现时，它会拉远治疗师与来访者的距离，并将治疗师摆在一个更高的位置上。来访者挣扎于不好的感受，这很常见。治疗师的这种态度不仅会拉开治疗师与来访者的距离，还会强化来访者的负面自我认知。我们应该清楚，作为一个人，来访者是没有问题的，即使他正在与困难的情绪和行为做斗争。

第一个感受到事情进展得不顺利的人是来访者。治疗师出现在这里是为了识别问题，并通过与来访者一起工作来克服它。当治疗师带着优越感拉开距离时，治疗关系就会受到影响，进展会停滞或倒退。

如果治疗师感受到这种距离，重要的是说出它——“我感觉到自己正在与你拉开距离。这里发生了一些事情，我需要一些时间来处理。我不想说或做任何事情，我不想让治疗进程或我们的关系变得更加困难，我现在还不太清楚该怎么做”。这是诚实的。当治疗师变得疏远时，来访者几乎总是能够留意到，而来访者倾向于觉得这是针对他个人的。他需要听到，他与治疗师在房间里感受到的东西是真实的，而且会得到深入的讨论。听到治疗师为他自己的反应负责是非常有帮助的。这可能是第一次有人把这段关系看得如此重要，并想维护这段关系。

理智化是一种防御，治疗师退回到分析中，以回避房间里的真实情感。当事情变得令人不舒服时，人们常常远离自己的感受转而去问“为什么”，并进入忽略情感现实的理性讨论。作为这种回避的一部分，治疗师可能会对来访者的诊断结果感到着迷并沉溺其中。另一个变体是对来访者进行心理教育。心理教育是有力量的，但如果被用来回避困难的情感，它就失去了意义。同样，过度诊断会成为治疗师的挡箭牌——治疗师躲在诊断专家的角色背后通过增加诊断来解释治疗中的困难，而不是解决行为或关系上的问题。

有时候，作为原始评估或治疗的一部分，治疗师可能会对来访者进行诊断。当诊断被用作防御时，治疗师会将其他诊断标签放在来访者身上，而不是对房间里令人不舒服的东西进行工作。典型的例子是治疗师因为来访者的行为具有挑逗性，而将其诊断为性瘾者。

依靠技巧来回避关系是另一种防御。作为治疗的一部分，技术是非常有帮助的。然而，如果技术成为舞台的中心，来访者就被边缘化了。在这些情况下，技术成了治疗师和来访者合作关系的障碍。

通过说或推断来访者是“坏”的来使他们蒙羞可能是治疗师为自己辩护的另一种方式。当解离系统中的敌意部分显现时，这种情况通常会出现。治疗师没有处理这个人的某个部分，如“他们”在系统中的功能、优势和劣势，以及“他们”的同盟等，而是给某些部分贴上了“坏”的标签，并且试图摆脱“他们”。这是对整个人的羞辱，治疗师忽视了这个人是个整体，解离的部分是这个整体的、不被认可的某个方面，“他们”的存在是有原因的。羞耻、愤怒或敌对的部分会使其他部分疏远治疗师和来访者，会使来访者的疗愈更加困难。

当治疗师把关系的扰乱归咎于来访者，给人一种“这是你的错”的感觉时，这并不意味着这完全是来访者的问题，这种指责是一种防御策略。如果治疗师不愿意承认是他所做的事情导致这个问题的，这就是一种防御。当治疗师否认他的言行并指责来访者时，这就变成了其童年的重演——来访者的现实再次被否认。

否认不满，或者带着敌意和怪相说“我当然没有生气”是一种防御性姿态。这是不真实的。它是对现实的否认，因此对治疗没有帮助。这也导致治疗师错失了以积极的方式处理关系中的愤怒的机会。如果治疗师感到愤怒，他需要能够指出这种愤怒，并建设性地处理它，无论愤怒是来自关系中的某些东西还是来自其他地方。我们的来访者很少有这样的经历，即在没有人受到伤害的情况下解决愤怒。这对治疗师并不难，治疗师可以说“是的，我确实很生气，但不是因为你……”或“是的，我很生气。当你这样说（或做）的时候，我感到被攻击了（不被尊重、被伤害、不高兴等），我是介意的。我们需要谈谈这个问题”。

治疗师承认正在发生的现实有助于来访者明白他们的感知是否正确，这反过来又有助于来访者区分当前的问题和过去的触发因素。

把责任不恰当地推给来访者，好像治疗师在扮演受害者，这让来访者觉得他虐待了治疗师，这是治疗师逃避困难对话的一种方式。这种防御策略常常出现在来访者想要谈论发生过的令人不安的事情，而治疗师不能或不愿意听其所言时。如果治疗师意识到自己被来访者的叙述伤害，他可以说：“发生在你身上的事情是如此令人不安，现在对我来说听下去都很难。让我们休息一下。我希望能够继续听你讲，我也知道说出这些对你来说有多难。这看起来对我们两个人都不容易。你怎么想呢？”通常情况下，这将开启关于讲述和看到对方的反应有多困难的讨论。

有时，很明显，来访者在故意分享令人困扰的内容，来访者可能主动将治疗师置于见证一些无法忍受的事情的位置上。这是另一种动力。其中的一种可能性是，来访者分享深刻且强大的、他难以忍受的体验的唯一方式是将其转移到治疗师身上。这也可能是来访者或来访者的经历中存在施虐倾向的证据。

偶尔，治疗师会因来访者的才能或智慧而感受到威胁，并试图保持一种对来访者的权威感，从而使来访者处于下风。当治疗师感到脆弱，或者正在处理影响他自尊的个人问题时，这种“权力凌驾”动力就会出现。当来访者与治疗师不相上下，或者来访者更聪明时，这可以成为认可和赞赏来访者的机会，治疗师可以像健康的父母或老师一样，鼓励他取得成功。

对来访者的弱点施压以保持他的不稳定性和依赖性可能是治疗师试图通过牺牲来访者的利益来照顾自己的需求的另一种方式。如果治疗师过于强调那些尚未解决的问题，而忽视那些已经取得进展的问题，以至于来访者觉得他永远不会恢复到足以取悦治疗师的地步，这就有问题了。取悦治疗师不是目的。这将继续助长对外部控制点的依赖，并使来访者陷入不利的境地，去照顾一个没有响应的他人。

一个典型的防御措施是阻止来访者发表对治疗师行为的任何反馈，仿佛那是治疗范围之外的事。解决治疗师和来访者之间关系中的问题，使来访者学习到生活中必不可少的人际关系技巧，是一个丰富的成长领域。如果治疗师抵制或阻止反馈，重要的互动可能永远不会发生，而旧有抑制性规则会得到加强。此外，在回避来访者反馈的情况下，治疗师也错失了自己在个人和专业方面获得成长的丰富且有力的机会。

有时，治疗师会威胁要终止或转介来访者，因为他感到不舒服（不是受到威胁），并且不想直接处理这种不适。虽然转介或终止在以下情况下完全是可以接受的，如来访者威胁治疗师，或者其问题超出治疗师的业务范围，但以压制或控制来访者为目的，或者以回避治疗的核心问题为目的而威胁要终止治疗是不可接受的。

例如，一位治疗师终止了对一位因试图自杀而住院的来访者的治疗。治疗师无法处理这种情况，并且拒绝继续与来访者合作，他把她留在医院，她出院时没有治疗师跟进。这是一个抛弃来访者的例子，由于来访者明显的脆弱性，这种行为尤其恶劣。

治疗师可能会使用的其他防御方式包括变得麻木、变得咄咄逼人、相互依赖、因失去边界而变得过度卷入或断开联结，或者通过不返回或强迫对方来终止治疗或离开。

不及时回电话或反复取消预约可能是一种逃避，也可能是太忙或太累的结果。来访者需要治疗师明确自己可以做什么和不可以做什么，并在安排时间、回电话和治疗关系的其他方面保持可靠。

治疗师需要了解他们自己的防御风格，以及来访者的防御风格，这可以最大限度地减少防御性互动。

给治疗师的建议

写下你自己的防御清单。首先出现的是什么？是愤怒、回避、否认、注意力的转移，还是其他的东西？那位在受伤时离开房间的治疗师看到并承认了自己的难过和防御性退缩。这种认识使她选择了回来，以更有益的方式进行治疗。

如果第一个防御性反应不起作用，下一个可能的反应是什么？在那之后，第三个反应会是什么？当治疗师意识到他自己的防御阵容时，识别治疗关系中发生的事情并有意识地进行控制也就变得更容易了。

接下来，在每次与来访者互动之后，花点时间查看一下自己，看看自己是否有任何回避性防御的感觉。倾听你自己关于来访者或治疗的内部声音。

最后，在情感上退后一步，站在来访者的位置考虑。这个人的生活是怎样的？目前来访者在治疗中和治疗之外处理的问题是什么？来访者在当下需要从治疗和治疗师那里获得什么？

这些问题有助于治疗师获得宝贵的视角去了解来访者的进

程和那些令治疗师不安的行为的原因。治疗师在体验这个过程时会发现治疗师和来访者处于移情或反移情的重演过程中。治疗师可能正在体验来访者过去经历的体验，如沮丧、绝望。如果情况是这样，这是对来访者生活的一瞥，对治疗是很有价值的。把这一点反映给来访者是利用这些信息的一种方式。沿着这样的思路，治疗师可以说："感到心烦意乱、愤怒、慌乱；试遍了所有你知道的东西却发现它们都没有用；感到绝望，想要放弃……以上这些感受中有令你熟悉的吗？"在许多情况下，治疗师只有通过经历治疗中的失败才能体验到这种感受；治疗师只有选择对正在发生的事情持开放态度，而不是对其进行防御，才能了解到这一点。

倾听来自来访者的反馈。来访者所说的内容中是否有一些是你内心深处的真实感受？找到它，即使它对你来说微不足道。做到完美是不可能的，也是没有必要的。治疗师如果有可能做到完美，就会错过很多强大的治疗体验。注意你自己的反应和回应方式，以及这对来访者的影响，这将提高你的工作效能。它为你提供了一个机会，你可以变得更加诚实，你可以展现如何面对不完美，如何学习、成长和体面地向前迈进。对于来访者来说，这是一个成熟的人如何为自己的行为负责的典范，这是许多来访者从未见过的。

何时结束

在来访者完成其治疗进程之前，有时，终止治疗是适当的，而且是必要的。很常见的情况是治疗师搬家、退休或来访者无力付费导致治疗终止。人们较少讨论的情况是，治疗师感到没有足够的受训背景来处理来访者的问题；来访者可能已经威胁到治疗师；来访者没有充分参与治疗以取得任何进展；治疗师意识到当前情况是不具备治疗性的，而且无法使之具有治疗性。在所有这些情况下，治疗师需要尽其所能地将来访者转介到一个更适合其需求的治疗场所，它可以是住院机构，也可以是其他治疗师或诊所。治疗师应该以一种非拒绝性的、非羞辱性的方式，明确地告诉来访者终止治疗或转诊的原因。

在这些情况下，在终止治疗前和期间，如果治疗师有会诊和督导，那是最好的。终止治疗可能是非常令人不安的，会引发抛弃议题，以及其他问题。两个人都需要尽可能多的支持，以便向一个新的、有望更有成效的环境进行最佳过渡。

一个相当常见的情况是，治疗师与来访者合作了一段时间后，治疗师开始看到来访者所遭受的痛苦，以及随之而来的解离迹象。而此时，治疗师和来访者通常已经建立起良好的联结。治疗师面临的现实情况是，对来访者的诊断已经发生变化，治疗师发现它比他最初认为的更复杂。他是应该将来访者转介给对疑难诊断更有经验的治疗师，还是应该因为牢固的关系继续与来访者合作？在这个时候，寻求会诊是必要的。

如果有充分的会诊和督导，治疗师就有可能继续与来访者一起工作。如果两者都没有，那么治疗师需要与来访者讨论这种情况。对一些来访者来说，对治疗师的依恋是其疗愈进程中最重要的部分。对其他人来说，虽然依恋可能是存在的，但他们意识到了与受过训练的治疗师一起工作以处理其复杂症状的必要性。无论决定如何，能够谈论这种情况，包括涉及的感受，都会使决定看起来更具合作性，从而为未来的治疗提供助益。

有时，治疗结束是因为治疗师丧失了行动能力或死亡。虽然没有人愿意考虑这个问题，但考虑这种可能性，并制订相应的计划是有必要的。目前的建议是治疗师立一份专业遗嘱，说明来访者的转介去向以及如何处理记录。这应该是治疗师在治疗开始时提供的信息的一部分（这些信息还包括治疗室流程和有关保密的规定）。如果信息从一开始就包括这一点，来访者就会知道，如果治疗师发生了什么事情，他有一个被转介的计划。知道这一点是令人放心的，而且这也是一种对现实的核验，因为没有人可以保证治疗师会永远在那里。理想的情况是，治疗师指定一个人联系来访者，并将他们的记录转移到当前治疗师为该来访者推荐的另一位治疗师那里。来访者应该知道转介是在考虑到他的个人情况的前提下进行的，这会使过渡更加顺利。协助过渡的人应该是一位受过相关培训的治疗师（Frankel，2015）。

第 10 章
Chapter

结　论

困难的治疗情境对来访者和治疗师双方都是挑战。治疗变得困难往往是由于来访者有多重创伤的经历。由于创伤导致来访者将大部分时间和精力集中在生存上，他没有机会在生活的方方面面得到发展，来自创伤性过去的感知和反应干扰了其身处当下的能力。创伤的余波在治疗中回荡，迫使来访者和治疗师深化他们的关系，以抵御情感的风暴和丧失带来的破坏。如果没有有意识的思考和工作，失去的东西，如时间、健康、机会、关系等，是无法恢复的。如果来访者有动力和能力去改变，治疗师对创伤非常了解，并能与来访者建立真诚的、治疗性的关系以增强来访者成长的能力，他们就能得到最大的收获。

这项工作是合作性的，两个人都会在这个过程中成长和改变。治疗师面临的挑战是，在面对来访者的情绪动荡时，仍然保持清醒的头脑和仁慈之心，保持稳定、可靠、始终如一，让来访者体验到与一个健康的、情感同频的人建立关系的感受。这种保持同频、调节自我和他人以及在疗愈的道路上保持前进的能力需要极大的力量、勇气、精神能量和智慧。这样做的收益是，看到来访者从他人的伤害中解脱出来，能够尽可能地拥有自己的生活。来访者离开后，来访者和治疗师都会从他们的相处中受益。

当施虐者伤害某个人时，他们从受虐者身上掠走了一些作为一个人最基本的、必要的东西。如果虐待是长期的、持续的，发展中的儿童成长为真实自我的能力会被偷走。取而代之的是，孩子们学会了扮演各种角色，以寻求安全感和庇护所。创伤遗留下了困惑和混乱。来访者带着一大堆功能失调的防御、恐惧和深刻的不信任来到这里。尽管如此，他们面对着风险，也带着希望。

为了做出共情的、有效的回应，治疗师必须穿越创伤后混乱的解离性防御，与痛苦的感觉、深切的丧失、令人痛苦的背叛待在一起，伸出援手，去回应隐藏在里面的真实自我。

有意思的是，发生在人际关系背景下的创伤只能在人际关系的背景下被治愈。

致　谢

多年来，我们都有过这样的不安时刻——坐在我们的治疗室里，看着一个处于巨大的困境（痛苦、恐惧、愤怒、羞愧）中的人的眼睛，不知道该做些什么、说些什么。我们中的一些人很幸运，可以向朋友和同事寻求意见、建议和支持。一些人能够反思从其他来访者那儿学到的教训。一些人则一直在跌跌撞撞地前进。

能够写这本书的好处之一是，我们可以分享几十年来在与有复杂性创伤和解离问题的人合作时学到的东西。我们从他们和我们的同事那里学到了很多东西，并且很高兴地看到我们学到的很多东西得以出版、正在被更多的人了解。这本书有助于我们了解如何帮助人们从创伤中恢复。它的目的是帮助解决那些尴尬时刻（“哦，该死！”的时刻），即治疗师在需要说或做些什么时，却不知道从哪里开始回应。我们都有过这样的时刻，而且事实证明它们是具有变革意义的，它们把我们从先入为主的观念中带出来，使我们进入一段将心比心的真正关系。

利奈特：我要感谢我在国际创伤与解离研究学会的所有朋

友和同事，特别是我的学习小组（我们已经坚持了 17 年）、史蒂夫·弗兰克尔（Steve Frankel；我们伟大的领导者）、安德里亚·雷丁（Andrea Rectin）、凯·戈尔茨坦（Kay Goldstein）、贾妮丝·福斯（Janice Foss）、金伯利·波特（Kimberly Porter）和凯利·库科德（Kelly Couacaud）。这个行业因为有这样一群睿智且富有同理心的专业人士的相互支持而变得丰富多彩。我想对我所有的来访者说："感谢你们与我分享你们的历程，让我见证你们的诚实和勇气，这令我学到了很多。"我还要感谢我的丈夫皮特（Pete），他是我爱的人，也是与我分享这一专业历程的人；感谢我的女儿丽莎（Lisa）和我的儿子迈克（Mike），他们出色、有爱心，并且聪明；感谢马特（Matt），爱永远与他相伴。

凯文：我想首先感谢那些允许我在他们的疗愈和成长道路上与他们同行的、勇敢且了不起的人们。我非常重视他们教给我的东西，我从中深受启发。我敬重他们的勇气。

我希望感谢那些启发和指引过我的同事。这个名单很长，涉及很多故事。我要特别感谢几个人：唐·谢弗（Don Schafer）、丹·席勒（Dan Schiele）、史蒂夫·弗兰克尔（Steve Frankel）、唐·弗里德利（Don Fridley），以及橙县研究小组（包括新旧小组）的许多朋友。感谢国际创伤与解离研究学会的同事们，他们的智慧和承诺每天都在鼓舞着我。感谢暴力虐待和创伤研究所的朋友们，他们的鼓励和指导扩展了我的理解，希望它们能在本书中得到体现。

我要感谢这片土地上最美丽的人，我的妻子苏珊（Susan），她在我迷茫和困惑时，给予我信任。感谢我的女儿玛吉（Maggie）、儿子安德鲁（Andrew）和孙女梅卡（Meikah），他们提醒我去爱和欢笑。

参考文献

Ainsworth, M., Blehar, M., Waters, E., & Wall, S. (1978). *Patterns of Attachment: A Psychological Study of the Strange Situation*. New York: Psychology Press.

Armstrong, J. G., Putnam, F. W., Carlson, E. B., Libero, D. Z., & Smith, S. R. (1997). Development and Validation of a Measure of Adolescent Dissociation: The Adolescent Dissociative Experiences Scale. *The Journal of Nervous and Mental Disease*, 185(8), 491–497.

Bandler, R. (1985). *Using your Brain – for a Change*. Moah: Real People Press, pp. 21–36.

Barrett, M. J. & Fish, L. S. (2014). *Treating Complex Trauma: A Relational Blueprint for Collaboration and Change*. New York: Routledge.

Bateson, G., Jackson, D. D., Haley, J., & Weakland, J. (1956). Toward a Theory of Schizophrenia. *Klassiekers van de kinder-en jeugdpsychiatrie*, II, 303.

Beato, L., Rodriguez Cano, T., & Belmonte, A. (2003). Relationship of Dissociative Experiences to Body Shape Concerns in Eating Disorders. *European Eating Disorders Review*, 11(1), 38–45.

Benishek, D. & Wichowski, H. (2003). Dissociation in Adults with a Diagnosis of Substance Abuse. *Nursing Times*, 99(20), 34–36.

Bowlby, J. (1988). *A Secure Base: Clinical Applications of Attachment Theory*. London: Routledge, pp. 140.

Braun, B. (1988). The BASK Model of Dissociation. *Dissociation*, I(1), 4–5.

Carey, B. (2008). H.M., an Unforgettable Amnesiac, Dies at 82.

Carlat, D. J. (2005). *The Psychiatric Interview: A Practical Guide*. Philadelphia: Lippincott Williams & Wilkins.

Caul, D. (1978). *Hypnotherapy in the Treatment of Multiple Personalities*. Workshop on Multiple Personality at the American Psychiatric Association Annual Convention, Atlanta, GA, USA.

Centers for Disease Control and Prevention. (2014). Injury Prevention & Control: Division of Violence Prevention.

Chefetz, R. (2015). *Intensive Psychotherapy for Persistent Dissociative Processes: The Fear of Feeling Real*. New York: W. W. Norton & Co.

Chu, J. (2011). *Rebuilding Shattered Lives*, 2nd edn. Hoboken, NJ: Wiley & Sons, Inc.

Clayton, K. (2004). The Interrelatedness of Disconnection: The Relationship Between Dissociative Tendencies and Alexithymia. *Journal of Trauma and Dissociation*, 5(1), 77–101.

Connors, K. J., Kemper, E. J., Hamel, J., & Ensign, C. (2008). *Dissociation among Domestic Violence Clients*. Presentation at the 25th International Conference of the International Society for the Study of Trauma and Dissociation, Chicago, IL, USA.

Connors, K. J. & Mayhew, C. W. (2006). *The "Difficult" Client: Complex Inter-relationships among Dissociative Identity Disorder, Complex Post–traumatic Stress Disorder, Borderline Personality Disorder and Disorganized Attachment*. Presentation at the 23rd International Conference of the International Society for the Study of Trauma and Dissociation, Los Angeles, CA, USA.

Courtois, C. & Ford, J. (2013). *Treating Complex Trauma: A Sequenced, Relationship-Based Approach*. New York: Guilford, pp. 3.

Dalenberg, C. (2014). *Countertransference and Transference Crises in Working with Traumatized Patients*. Plenary, ISSTD Annual Conference, October 23–27, 2014, Long Beach, CA, USA.

Dallam, S. J. (2001).The Long-term Medical Consequences of Childhood Maltreatment. In: Franey, K., Geffner, R., & Falconer, R., eds. *The Cost of Child Maltreatment: Who Pays? We All Do*. San Diego, CA: Family

Violence & Sexual Assault Institute.

Dallam, S. J. (2012). *A Model of the Retraumatization Process: A Meta-Synthesis of Childhood Sexual Abuse Survivors' Experiences in Healthcare*. Dissertation, University of Kansas, USA.

Dalle Grave, R., Oliosi, M., Todisco, P., & Bartocci, C. (1996). Trauma and Dissociative Experiences in Eating Disorders. *Dissociation*, 9(1), 274–281.

Danylchuk, L. (2015). *Counseling Adolescents: Trauma and Group Process*. Harvard Graduate School of Education, Cambridge, MA, USA, October 28, 2015.

Dell, P. (2006). The Multidimensional Inventory of Dissociation (MID): A Comprehensive Measure of Pathological Dissociation. *Journal of Trauma and Dissociation*, 7(2), 77–106.

Dell, P. & O'Neill, J. (eds) (2009). *Dissociation and the Dissociative Disorders: DSM-V and Beyond*. New York: Routledge, pp. 712–713, 784.

Derogatis, L. R., Lipman, R. S. Rickels, K., Uhlenhuth, E. H., & Covi, L. (1974). The Hopkins Symptom Checklist (HSCL): A Self-report Symptom Inventory. *Behavioral Science*, 19(1), 1–15.

Derogatis, L. R. & Savitz, K. L. (1999). The SCL-90-R, Brief Symptom Inventory, and Matching Clinical Rating Scales. In: Maruish, M. E., ed. *The Use of Psychological Testing for Treatment Planning and Outcomes Assessment*. Mahwah, NJ: Lawrence Erlbaum Assoc., pp. 679–724.

Derogatis, L. R. & Unger, R. (2010). *Symptom Checklist-90-Revised*. Corsini Encyclopedia of Psychology, Sheppard Pratt Hospital and Johns Hopkins University School of Medicine & Towson University.

Diagnostic and Statistical Manual of Mental Disorders, 5th Edition: DSM-5 (2013). Washington, DC, USA: American Psychiatric Publishing.

Duncan, B., Miller, S., Wampold, B., & Hubble, M. (eds) (2009). *The Heart and Soul of Change: Delivering What Works in Therapy*, 2nd edn. Washington, DC: American Psychological Association.

Erikson, E. H. (1959). Identity and the Life Cycle: Selected Papers. (*Psychological Issues*, vol. 1, no. 1). New York: International University

Press.

Felitti, V., Anda, R., Nordenberg, D., Williamson, D., Spitz, A., Edwards, V., *et al.* (1998). Relationship of Childhood Abuse and Household Dysfunction to Many of The Leading Causes of Death In Adults. *American Journal of Preventive Medicine*, 14(4), 245–258.

Fine, C. & Berkowitz, A. (2001). The Wreathing Protocol: The Imbrication of Hypnosis and EMDR in the Treatment of Dissociative Identity Disorder and Other Dissociative Responses. *American Journal of Clinical Hypnosis*, 43(3–4), 275–290.

Ford, J. & Smith, S. (2008). Complex Posttraumatic Stress Disorder in Trauma-exposed Adults Receiving Public Sector Outpatient Substance Abuse Disorder Treatment. *Addiction Research & Theory*, 16(2): 193.

Foote, B., Smolin, M., Kaplan, M., Legatt, M., & Lipshitz, D. (2006). Prevalence of Dissociative Disorders in Psychiatric Outpatients. *American Journal of Psychiatry*, 163(4): 623–629.

Forner, C. (2015). Depersonalization Disorder after Intense Meditation.

Forner, C. (2016). *Creative Meditations for Complex Trauma and Dissociation: Fostering Mindfulness to Facilitate Growth*. New York: Routledge.

Frankel, A. S. (2015). Beyond the Professional Will.

Freud, S. (1916). *Introductory Lectures on Psychoanalysis*. Translated and edited by J. Strachey. New York: Norton (Original work published 1916–1917).

Freyd, J. J., Klest, B., & Allard, C. B. (2005). Betrayal Trauma: Relationship to Physical Health, Psychological Distress, and a Written Disclosure Intervention. *Journal of Trauma & Dissociation*, 6(3), 83–104.

Fromm, E. (1988). *To Have or To Be*. New York: Open Road, p. 52.

Galaway, B. & Hudson, J. (1996). *Restorative Justice: International Perspectives*. Monsey, NY: Criminal Justice Press, p. 321.

Gonzalez, A. & Mosquera, D. (2012). *EMDR and Dissociation: The Progressive Approach*. CreateSpace, Amazon.

Guze, B. Richeimer, S., & Siegel, D. (eds) (1990). *The Handbook of*

Psychiatry. Chicago: Year Book Medical Publishers, Inc.

Hassan, S. (1988). *Combating Cult Mind Control*. Rochester, VT: Park Press.

Herman, J. (1997). *Trauma and Recovery: The Aftermath of Violence – From Domestic Abuse to Political Terror*. New York: Basic Books, p. 156.

Horn, S. (2003). *Take the Bully by the Horns: Stop Unethical, Uncooperative, or Unpleasant People from Running and Ruining Your Life*. New York: St. Martin's Press.

Howell, E. F. (2011). *Understanding and Treating Dissociative Identity Disorder*. New York, NY: Routledge.

Hubel, D. H. & Wiesel, T. N. (1970). The Period of Susceptibility to the Physiological Effects of Unilateral Eye Closure in Kittens. *Journal of Physiology*, 206(2), 419.

International Society for the Study of Trauma and Dissociation (2011). Guidelines for Treating Dissociative Identity Disorder in Adults, 3rd revision. *Journal of Trauma and Dissociation*, 12(2), 117.

Janet, P. (1907) *The Major Symptoms of Hysteria*. New York: Macmillan.

Johnson, T. H. (ed.) (1951). *The Poems of Emily Dickenson*. Cambridge, MA: The Belknap Press of Harvard University Press. Copyright 1951, 1955 by the President and Fellows of Harvard College. Copyright 1914, 1918, 1919, 1924, 1929, 1930, 1932, 1935, 1937, 1942 by Martha Dickinson Bianchi. Copyright 1952, 1957, 1958, 1963, 1965 by Mary L. Hampson.

Karadag, F., Sar, V., Tamar-Gurol, D., Evren, C., Karagoz, M., & Erkiran, M. (2005). Dissociative Disorders among Inpatients with Drug or Alcohol Dependency. *Journal of Clinical Psychiatry*, 66(10), 1247–1253.

Karpman, S. (1968). Fairy TALES and Script Drama Analysis. *Transactional Analysis Bulletin*, 7(26), 39–42.

King, L. A., King, D. W., Leskin, G. A., & Foy, D. W. (1995). The Los Angeles Symptom Checklist: A Self-report Measure of Posttraumatic Stress Disorder. *Assessment*, 2, 1–17.

Kluft, R. (1993). The Initial Stages of Psychotherapy in the Treatment of

Multiple Personality Disorder Patients. *Dissociation*, VI(2/3), 145.

Kluft, R. (2012). Issues in the Detection of those Suffering Adverse Effects in Hypnosis Training Workshops. *American Journal of Clinical Hypnosis*, 54: 213–232.

Kluft, R. (2013). *Shelter from the Storm: Processing the Traumatic Memories of DID/ DDNOS Patients with the Fractionated Abreaction Technique*. North Charleston, SC: CreateSpace Independent Publishing Platform.

Kluft, R. & Fine, C. (eds) (1993). *Clinical Perspectives on Multiple Personality Disorder*. Washington, DC: American Psychiatric Press.

Kulkarni, M., Porter, K. E., & Rauch, S. A. M. (2012). Anger, Dissociation, and PTSD among Male Veterans Entering into PTSD Treatment. *Journal of Anxiety Disorders*, 26(2), 271–278.

Lanius, R., Brand, B., Vermetten, E., Freewin, P. A., & Spiegel, D. (2012). The Dissociative Subtype of Posttraumatic Stress Disorder: Rationale, Clinical and Neurobiological Evidence, and Implications. *Depression and Anxiety*, 29, 701–708.

Lanius, U., Paulsen, S., & Corrigan, F. (2014). *Neurobiology and the Treatment of Traumatic Dissociation: Towards an Embodied Self.* New York: Springer Press, p. 138.

LeDoux, J. (1996). Emotional Networks and Motor Control: A Fearful View. *Progress in Brain Research*, 107, 437.

Lewis, H. B. (1971). *Shame and Guilt in Neurosis*. New York: International Universities Press.

Liotti, G. (1984). Cognitive therapy, Attachment Theory, and Psychiatric Nosology: A Clinical and Theoretical Inquiry into their Interdependence. In: *Cognitive Psychotherapies: Recent Development in Theory, Research and Practice*. Cambridge, MA: Ballinger.

Liotti, G. (1992) Disorganized/Disoriented Attachment in the Etiology of the Dissociative Disorders. *Dissociation*, 5(4), 196–204.

Madden, N. (2004). *Psychologists' Skepticism and Knowledge about Dissociative Identity Disorder in Adolescents*. Doctoral Dissertation,

Philadelphia College of Osteopathic Medicine, Department of Psychology, p. 1.

Mantakos, S. M. (2008). *Psychometric Properties of the Dissociative Partner Violence Scale*. Retrieved from ProQuest Digital Theses. (AAT 1459934).

Menninger, K. (1945). *The Human Mind*. New York: Knopf.

Middleton, W. (2013). Ongoing Incestuous Abuse during Adulthood. *Journal of Trauma and Dissociation*, 14(3), 251.

Myers, C. S. (1940). *Shell Shock in France 1914–1918*. Cambridge: Cambridge University Press.

Nathanson, D. (1992). *Shame and Pride: Affect, Sex, and the Birth of Self*. New York: W. W. Norton & Co., p. 312.

Nijenhuis, E. (1999). *Somatoform Dissociation: Phenomena, Measurement, and Theoretical Issues*. Netherlands: Van Gorcum, vol. 12, p. 169.

Nijenhuis, E. R., Spinhoven, P., Dyck, R. V., Hart, O. V. D., & Vanderlinden, J. (1997). The Development of the Somatoform Dissociation Questionnaire (SDQ-5) as a Screening Instrument for Dissociative Disorders. *Acta Psychiatrica Scandinavica*, 96(5), 311–318.

Nijenhuis, E. & Van der Hart, O. (2011). Dissociation in Trauma: A New Definition and Comparison with Previous Formulations. *Journal of Trauma and Dissociation*, 12, 417.

Norcross, J. C. (ed.) (2011). *Psychotherapy Relationships that Work: Evidence-Based Responsiveness*. New York: Oxford University Press.

Ogden, P., Minton, K., & Pain, C. (2006). *Trauma and the Body: A Sensorimotor Approach to Psychotherapy*. New York: W. W. Norton.

Perls, F., Hefferline, G., & Goodman, P. (1951). *Gestalt Therapy: Excitement and Growth in the Human Personality*. New York: Dell.

Perry, B. D. (2001). The Neurodevelopmental Impact of Violence in Childhood. In: *Textbook of Child and Adolescent Forensic Psychiatry*. Washington, DC: American Psychiatric Publishing, Inc., pp. 221–238.

Piaget, J. (1952). *The Origins of Intelligence in Children*. New York:

International Universities Press, vol. 8, no. 5, p. 18.

Rosen, S. (ed.) (1982). *My Voice Will Go With You: The Teaching Tales of Milton H. Erickson*. New York: W. W. Norton.

Ross, C. (1996–2007). The Dissociative Disorders Interview Schedule – DSM-5 Version.

Runyan, D., Wattam, C., Ikeda, R., Hassan, F., & Ramiro, L. (2002). Child Abuse and Neglect by Parents and Other Caregivers. In: Krug, E., Dahlberg, L. L., Mercy, J. A., Zwi, A. B., & Lozano, R., eds. *World Report on Violence and Health*. Geneva, Switzerland: World Health Organization, p. 2.

Sachs, A. (2013). Boundary Modifications in the Treatment of People with Dissociative Disorders: A Pilot Study. *Journal of Trauma & Dissociation*, 14(2), 159.

Siegel, D. (2001). *The Developing Mind: How Relationships and the Brain Interact to Shape Who We Are*, 1st edn. London: Guilford Press.

Silverman, A. B., Reinherz, H. Z., & Giaconia, R. M. (1996). The Long-term Sequelae of Child and Adolescent Abuse: A Longitudinal Community Study. *Child Abuse and Neglect*, 20(8), 709–723.

Steinberg, M. (1993). *Structured Clinical Interview for DSM-4 Dissociative Disorders (SCID-D)*. Arlington, VA; American Psychiatric Press, pp. 83.

Stolorow, R. (2015). A Phenomenological-contextual, Existential, and Ethical Perspective on Emotional Trauma. *Psychoanalytic Review*, 102(1), 124.

Taylor, T. (2015). The Influence of Shame on Posttrauma Disorders: Have We Failed to See the Obvious? *European Journal of Psychotraumatology*, 6.

Teicher, M. (2008). Abuse and Sensitive Periods.

Teicher, M. H., Andersen, S. L., Polcari, A., Anderson, C. M., Navalta, C. P., & Kim, D. M. (2003). The Neurobiological Consequences of Early Stress and Childhood Maltreatment. *Neuroscience & Biobehavioral Reviews*, 27(1), 36.

Terr, L. (1991). Childhood Traumas: An Outline and Overview. *American Journal of Psychiatry*, 148(1), 12, 16.

Van Derbur, M. (2003). *Miss America By Day.* Denver: Oak Hill Ridge Press.

van der Kolk, B. A. & Greenburg, M. S. (1987). The Psychobiology of the Trauma Response: Hyperarousal, Constriction, and Addiction to Traumatic Exposure. In: van der Kolk, B. A., ed. *Psychological Trauma*. Washington, DC: American Psychiatric Press, pp. 63–88.

Van der Hart, O., Nijenhuis, E., & Steele, K. (2006). *The Haunted Self: Structural Dissociation and the Treatment of Chronic Traumatization.* New York: W. W. Norton & Co.

Vanderlinden, J., Van der Hart, O., & Vargas, K. (1996). European Studies of Dissociation. In: Michelson, L. K., & Ray, W. J., eds. *Handbook of Dissociation: Theoretical, Empirical and Clinical Perspectives*. New York, NY: Plenum Press, pp. 25–49.

Waller, N. G., Putnam, F. W., & Carlson, E. B. (1996). Types of Dissociation and Dissociative Types: A Taxometric Analysis of Dissociative Experiences. *Psychological Methods*, 1(3), 300–321.

Waller, N. G. & Ross, C. A. (1997). The Prevalence and Biometric Structure of Pathological Dissociation in the General Population: Taxometric and Behavior Genetic Findings. *Journal of Abnormal Psychology*, 106(4), 499–510.

Weathers, F. W., Litz, B. T., Keane, T. M., Palmieri, P. A., Marx, B. P., & Schnurr, P. P. (2013). The PTSD Checklist for DSM-5 (PCL-5).

Webb, T. (2003). Towards a Mature Shame Culture: Theoretical and Practical Tools for Personal and Social Growth. PhD Thesis, University of Western Sydney.

Widom, C., Marmorstein, N., & White, H. (2006). Childhood Victimization and Illicit Drug Use in Middle Adulthood. *Psychology of Addictive Behaviors*, 20(4), 394–403.

Wurmser, L. (1981). *The Mask of Shame*. Baltimore, MD: Johns Hopkins University Press.

版权声明

Treating Complex Trauma and Dissociation: A Practical Guide to Navigating Therapeutic Challenges 1st Edition /by Lynette S. Danylchuk and Kevin J. Connors/ ISBN:978-1-138-83827-7.